水分子的體內革命

本書
6大水分子特色
116項喝水要訣

讓你「聰明」喝水，
趕走惱人疾病！

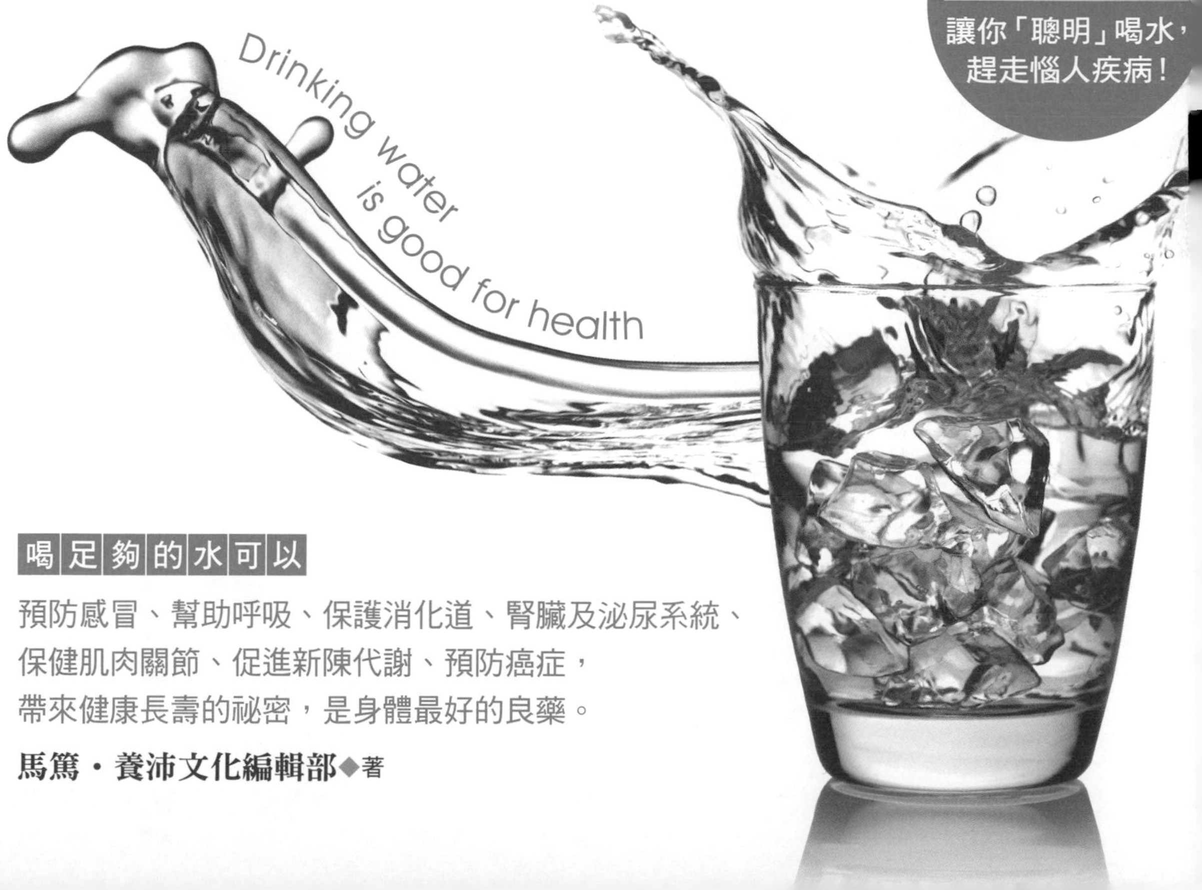
Drinking water
is good for health

喝足夠的水可以

預防感冒、幫助呼吸、保護消化道、腎臟及泌尿系統、
保健肌肉關節、促進新陳代謝、預防癌症，
帶來健康長壽的祕密，是身體最好的良藥。

馬篤・養沛文化編輯部◆著

【審訂推薦序】

水資訊，現代人須知的善知識

營養博士 楊乃彥

出版社請我審校本書並作序，心中竊喜，這些年來推廣多喝好水的演講與研究好像已受到了注意和迴響。我希望以快樂的心情寫序，傳播幸福的善知識給讀者，滿足讀者珍貴的求知欲。

大家每天喝水，但懂得水又珍惜水的人並不多，即使在高學歷的教育界亦然。常聽到「水不過是止渴而已」，或「水只要潔淨就好」這類的話，難怪現代人的病痛如此之多，最重要的生命物質都被如此輕視、忽視。

大家能接觸到有關水的資訊並不豐富，即使是營養學或生理學的教科書，都只是數頁而已。雖然水是生命之源，卻未受到功利掛帥的人們應有的重視和尊重。

本書是一本資訊豐富的好書，有關身體缺水時的生理和病理機轉及變化部分都有相當深入的探討，有助於現代人對水的瞭解，進而正確地喝水，減少缺水所造成的病痛。

現代人要有自己的養生主張，並做自己的健康主人，才可能享受高水準的生活和健康的尊嚴。如果生病了，應視為身體的警訊和功課，找出病因，因去病除。

每天飲水兩公升，二十天後所飲的水量已幾乎等同體內的含水量，體內的水分已換新。由於水是最佳溶劑，可將體內的水溶性廢物和毒素排出，維持細胞和器官的潔淨。現代人每年攝取的數公升食品添加物、化學藥、環境毒素，甚至每天多吃的鹽（超過體內需要量的許多倍），都依賴水的協助排出。因此，必須飲用足夠的水分，切莫斤斤計較，以致飲水不足，毒素在體內積存，易造成細胞和組織病變。

飲水的要求和食物類似，應以大自然為師，避免過度加工和科技干擾。世界各地的長壽村都有高品質的天然好水，皆具備如下的優點：沒有污染；含有相當的鈣、鎂等礦物質（約為百萬分之五十至一百五十）及微量元素；為小分子團水（約六至八個水分子）；為微鹼性水（近ph七・五）；表面張力低（滲透力強）；氧化還原電位低（約為加一百至減一百mV）；水中的容氧量約為百萬分之七至七・五；水的冰結晶為美麗的六角形；帶有好的微波動能量和信息；口感佳等。

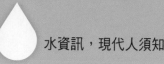

加工食品的氾濫是造成慢性病流行的重要原因，現代人應該記取教訓，不宜再假科技之名任意改變水，各種科技水各有優缺點，並不適合一般人長期飲用，常人也缺乏判別選擇的能力，還是飲用自然淨化的水最安全。

從小就要養成多喝水的好習慣，少喝成分不清楚的各種飲料。美國推行的水療法，已證實現代人的病痛普遍與身體缺水有關，多喝好水之後健康狀況即顯著改善。

除了心臟病、腎臟病、排尿困難者外，一般人每天可飲用的水量（毫升）約為體重（公斤）乘以三十至三十五。

現代人很需要多吸收水與健康的知識，當你不舒適時喝杯水試一試，常有意想不到的效果。

（本文作者為美國華盛頓州立大學營養學博士，專長為營養學、體重控制、全方位健康、能量養生保健、醫學檢驗、生殖生理與荷爾蒙、食物與慢性病的預防、胺基酸代謝、維生素功能、生機飲食與健康、食物與能量、水與健康等）

【審訂推薦序】

不要忽略了水對人的作用

有機師資班專任講師 范秀琴

我們一起來練習敞開身上所有感官，感受無所不在的水氣。對賦與萬物生命的水，抱著無比崇敬和仰慕的心意。

水尊重宇宙間所有生靈，把自己奉獻給大地萬物，不求報償。它滋養草木、鳥獸、魚蝦和人類。水很柔弱，但滴水卻可穿石。它的適應力很強。它接受任何容器的形式。它可以熱，可以冷，可以蒸發成水氣，可以轉化為雨水……

人類把它弄得混濁不堪，但人類一離開，它又立刻回復澄淨。

水絕對是生命中重要的環節。但是，科學家只重視水中的成分，如同只注重土壤中的成分，而忘記土壤是充滿活力且具有生命的。所以，我們不能只是分析水是什麼成分。

傳統的科學家研究水，只是加入各種化學成分來消毒，最後認為這樣就可以產生乾淨的水，就是適合人類喝的水。同時也認為水只是氫氧的結合，其他什麼都沒有。

在世界各國傳統的歷史中，將地球的許多元素做了分類，例如，中國人分成金、木、水、火、土。印度人分為水、火、風。但是，現在的科學家所說的水，絕非古代的人傳統上所瞭解的水。現在的科學家認為，水只是氫氧的結合，把它消毒乾淨即可（即使讓它失去生命力也在所不惜）。

一年之中，地球的春、夏、秋、冬都是因為水的不同而有不同季節的呈現。

一天之中，在白天的時候，早上有露珠，太陽升起，加上熱的能量，水蒸發到天上（最高可以上升十公里）形成雲，當雲量大時，會下雨，回到地面上。這是水一天中經常有的循環。從以上的循環及呈現中，我們其實可以從另外一種觀點來瞭解水，而不是只有氫氧的結合而已。

人呼吸，地球也呼吸。早上露水從土壤中蒸發到天空，就像地球在吐氣；晚上地球吸氣，土地便比較潮濕。我們一定要瞭解這種自然界的循環。

光合作用（$6CO_2 + 6H_2O +$ 可見光 $\rightarrow C_6H_{12}O_6 + 6O_2$）需要大量的水參與，如此，這個世界才能由無機變有機，世界才能活起來。

水喜歡流動，有它喜好的方向，所以河流沒有直的，都是蜿蜒曲折。洗澡放水時，水是旋轉而下，銀河系也是旋轉的，想要藉由水得到生命的力量，一定要順著水的喜愛。因為旋轉可以帶給水更大的能量。

如果以山泉水和湖水做比較，一定是山泉水比較可口。因為山泉水是動的。河流也是持續的流動，經過石頭撞擊，旋轉再繼續蜿蜒而下。水蒸氣也是旋轉而上，雲也是旋轉的，海潮中的暖流黑潮都是依水的天性在移動。

科學家模擬水在身體中流動的方式，結果，旋轉一圈就可以帶給水更大的能量。如果用旋轉的水澆灌植物，種出來的植物會更茁壯，能量更高。魚兒也喜歡這種水。台灣有名的癌友協會經常教導癌友們的旋轉氣功，也是相同的道理。

如果從外太空看地球，而且只能用一個字來形容，那就是「水」，因此地球又被稱為「水行星」。在太陽系所有的行星、衛星和小行星中，只有地球有大量液態的水。地球上大約有十四億五千八百多萬立方公里的水，其中百分之九十五以上的水存在於覆蓋地表面積達百分之七十一的海洋中；另外有大約二・九七的水被封存在南北兩極和高山的冰雪中。其餘的水則分布在地下水、湖泊和河流、大氣層，以及生物體內，這些水大約只占全世界水量的百分之一多一點點而已。

我們取用方便的湖水和河水只佔全世界水量的〇・〇〇九部分，再加上日益嚴重的污染問題，使得我們可以使用的水已經越來越少。

水不僅是生命存在的基本條件，而且是生命結構的基本構體。人體可以說由水形成，生命活動甚至可以說以水為中心而進行，一旦缺水，生命必然結束。

「水是生命之源」，是每個人都會講的口頭禪，但真正懂得其含意的人大概不多；「水是生命的根本」，大概也是每個人都耳熟能詳的常識，但真正能領悟水對生命、健康的重要性的人，大概也不多。無怪乎有人稱水是「被遺忘的營養素！」

水是以分子團的結構存在的，水分子間依靠氫鍵形成的分子團穩定存在時間只有十至十二秒左右，是一種動態結合，既不斷有水分子加入某個水分子團，又有水分子離開水分子團。而水分子團大小只是個平均數，常溫下，一般水的分子團是三十至四十個水分子，隨時會發生變化。研究者發現：水分子團越小，活性越大，這種水也越好喝；而分子團越大，活性越小，也不好喝。

飲用水最好具有五個或六個水分子的小分子團結構的水。經研究證明，冰雪水具有六環水的構造。由六個水分子組成，六角環形結構的水，環的中空部分具有最強的包容能力。與六環水接近的還有五環水，然而，這個結合不夠穩定。據此認為，冰雪融化的水是優質水。人們在改良水質，處理水時能得到六環水或五環水為宜。目前，國際上發達國家將水處理成活化水或磁化水，取得了許多成果，已顯示出驚人的生理功能。時代已進入二十一世紀，我國水處理工作也將迅速向前發展。所以，我們呼籲：在全面提高人的身體健康水準的時候，請切記不要忽略了水對人的作用。

目前全世界對於水有非常多的驗證機構。大家在努力研究之餘，我們一般人很簡單，只要拿出你的萬能雙手，採用O環測試，或其他任何能量測試（必須自己經常練習，才能增高準確度），就能測出何者是最適合你自己食用的水。

本書作者在分析水的優劣上，說明得非常詳細，值得讀者仔細研讀，越是增加對水的認識，越是能瞭解自己（因為每人身上都有三分之二以上的水），對自己健康有極大幫助。

【推薦序】

有生命的萬物都要靠水滋生

宏恩醫院主治醫師 李德初

「神說，水要多多滋生有生命的物……和水中所滋生各樣有生命的動物，各從其類……神就賜福給這一切。說，滋生繁多，充滿海中的水……」

先聖先賢就告訴了我們水的重要性！水是滋生生命的必要的、重要的元素，有些生物沒有空氣尚可生存，但任何生命萬萬不能沒有「水」！有人斷食三、四十天，靠水，還可以存活下去，但只要三、五天沒水，就可能連生命也結束了！嬰幼兒的體內占有七成五以上是水分，成人體內水分亦占有六成五左右，如果把我們的體內的水分都搾乾，嬰幼兒可能只有幾兩重，成人亦不過十幾不超過二十公斤而已！

我常在演講或看診時問大家：「你每天喝多少水？」大部分的人一天內喝水都不到一千五百毫升。我真對他們擔心，一個成人假如每天的小便排出量不到一千毫升，他的各個器官可能不久就會出問題了！

這本書寫得非常專業，裡面告訴大家為什麼要每天喝一定比例的水？我們身體各部分每天流失的水分有多少？您不怕慢性脫水嗎？不怕乾皺嗎？不怕毒素排不出去嗎？還有新陳代謝的問題等等。知道了這比例，就要補夠水分，讓生理能正常、健康的運作。

那麼又要如何喝水？喝哪種水才是好水？當然不是加工的碳酸或有糖飲料，一定都是指清水！但清水指的是礦泉水、蒸餾水、冰川水，還是天然水或深海水？甚至電解水、磁化水，這些多是小分子水，到底哪一種才是適合我們的好水，是您該常喝的好水呢？

水又會帶著那些個資訊（information）？對我們是會有好或壞的影響？又常說有好山好水的地方就地靈人傑，出優秀的人才，又出佳人美女！看得出，不同的地方，水是不一樣的！其中也有著不同的能量！那「能量水」又是什麼？其實，這是可以用生物能資訊科學解釋的，有著不同的功能效果。別忘了，原子、核子能的這種輻射性能也是一種能量啊！也就是說，能量對人有好也有壞——殺人的能量也是能量，治療救人的能量也是能量。哪種能量才適合你個人呢？每個人都需要水，但不一定需要同一個能量，對他好的、有用的科學「能量水」，對你可不一定好！這是要切記的。

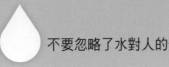

喝不到自然的好水，只好喝科學的「能量水」。這其中必須要小心並瞭解是哪一種能量，尤其是負磁（N-polar北磁極）化的水。自然的好水已經不好找了！八〇年代，德國人用一種「BETA」生物電泳電位分析儀，檢查了全歐美的礦泉水及深海粹鍊水，發現自然好水不到十個，九〇年代更只剩下五至六個，其他的不是被化學，就是被重金屬或生物污染了！那幾個做分析的科學、醫學家就在這幾個好的礦泉的周圍附近買下大片的土地，把那個礦泉水區域包圍起來做了最嚴密的環保，並且不對外公布地點。就是怕好的自然水越來越少。他們還要等退休後，在那山明水秀的寶地養老呢！

我們雖立處在不同的國土上，但卻在同一個地球上，用著越來越有限的可飲用水資源，這是因為各種污染漫天蓋地的出現。但出於人，回報於人！從空氣到水中，從汙河到海洋中，東流西流，過了五湖七海，最後還是回到源頭來，再給你喝下去！所以，在你的體內流動的是什麼水？是帶著健康的資訊？還是悲嘆痛傷的信息？

大自然的環保要從我們自身開始，從喚醒我們心靈深處開始！因為，「神說，天下的水要聚在一處。」

【序言】

喝水是一門大學問

水，乃生命之源，亦生命之本。

對於水，我們似乎已經非常瞭解，然而科技進步似乎並沒有完全解答我們心中的疑問：我們每天喝的水足夠了嗎？哪些疾病是由於喝水不當所致？我們的飲用水是安全的嗎？現在，水生態環境受到越來越嚴重的破壞和污染，而市面上的飲用水五花八門，怎樣喝到健康水是一門大學問。

或許，有人對喝水是一門學問的說法不以為然：「渴了就喝，想喝就喝，還不簡單？」喝水看似簡單，其實很不簡單。你知道每天應喝多少水嗎？你知道為什麼喝水不當會致癌嗎？喝純淨水好還是茶水、蔬果汁更好？……如果你真正瞭解這些知識，才算得上是一個會喝水的人！喝水貴在喝出健康和生活品質，關鍵在於「喝好水，會喝好水」。什麼水才是好水呢？對別人來說是好水，對自己也是好水嗎？怎樣喝水才能喝出健康和美麗？或許，許多人都會產生類似的疑問，卻無法真正求得其解；抑或許，曾

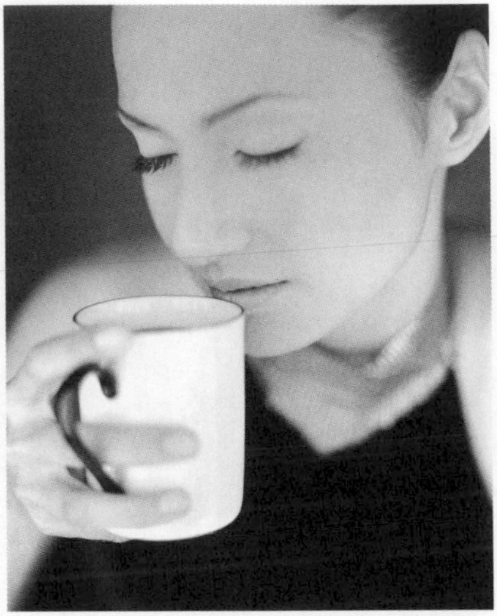

從一些管道瞭解到鳳毛麟角的知識，結果一知半解而已；甚或為了求解，不加選擇地東拼西湊，自以為有所獲，結果所謂的喝水「知識」對身體並沒有帶來實際的好處。

本書從揭開水在人體的奧祕入手，系統地整理出與喝水有關且具有極高實用價值的知識，不啻為身體健康和保養之經典。本書由具有多年實踐經驗的醫學、保健和養生方面的專家指導並撰稿，文章結構合理，所論及的知識權威、新穎且通俗易懂，讀後將讓你受益匪淺。

水

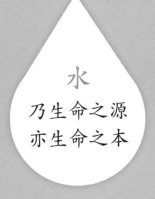

乃生命之源
亦生命之本

Contents 目錄

chapter 2

水與疾病的親密關係

Contents
目錄

chapter 5

好水大家喝

Contents
目錄

chapter 6 聰明喝水Q&A

chapter 7 珍惜水資源

Contents
目錄

chapter 1

生命之源

水的祕密檔案／人體大奇航／小水滴大作用

水的祕密檔案

水是生命之源，也是生命之本。有了水，地球上所有的動植物才能生機盎然，人類賴以生存的物質基礎才能得到保障；有了水，人類才能在地球上一代代繁衍下去，生生不息；有了水，我們每個人才能從父母那裡獲得生命，來到這個世界。

水的特性

水還具有別的物質所不具備且不為人們注意的特性，包括：

水解作用

水是由氫原子和氧原子構成，在人體的新陳代謝過程中，水也要發生化學反應，即水解作用並產生能量，藉此新陳代謝過程才能完成。

產生水電能

眾所周知，人體細胞內外都有水分，透過細胞內外水分的滲透來維持水分的動態平衡。在水滲透細胞膜時，可產生水電能，並製造出身體的化學能量源——三磷酸腺苷（ATP）和三磷酸鳥苷（GTP）。

黏合劑

水是人體細胞間的黏合劑，像膠水一樣把固體溶質和細胞膜黏合在一起。

神經傳導束

水還可以充當神經傳導束，大腦細胞的發出的指令（生物電流）可以透過「水道」運送到神經末梢，用來傳遞信息。

水調節溶質的活力

人體水分充足時，人體中的蛋白質和酶的效率較高，相反的，身體缺乏水分時，溶質的活力較低。

水的老化

或許有人感到奇怪，水也會老化嗎？是的，自來水、礦泉水、純淨水、白開水都都是有保鮮期的，在空氣中放置太久會變得老化而不能飲用。是什麼原因導致水老化的呢？

水的自我老化

若水放置的時間過久，由於水分子團的相互作用，含有小分子團、礦物質和氧分的能量水其分子團會聚集成大分子團，礦物質也會發生沉澱作用，氧散發出去，從而喪失了「年輕態」而變得衰退、老化。

外在因素所致的老化

水老化的外在因素包括污染物（如塵埃）、微生物（如細菌、真菌、藻類）、空氣（如二氧化碳）、水溫的變化等。

飄浮在空氣中的塵埃很容易進入水中，往往還帶入一些致病細菌，導致水質老化；空氣中的二氧化碳會溶於水，形成碳酸，碳酸再與水中礦物離子發生反應，改變水的性質，從而使水老化；水周圍溫度的變化不僅可使小水分子團發生聚合作用，還可影響空氣中二氧化碳溶解（分解）速度和水中氧氣的分解（溶解）速度。

透過上述的內外因素作用，水變得老化而無法飲用。

人體大奇航

水是生命之源，也是生命之本。有了水，地球上所有的動植物才能生機盎然，人類賴以生存的物質基礎才能得到保障；有了水，人類才能在地球上一代代繁衍下去，生生不息；有了水，每個人才能從父母那裡獲得生命，來到這個世界。

水在人體的途徑

水進入身體通常有三種途徑：喝水、靜脈滴注和皮膚吸收，這三種途徑的特點和目的各不相同，喝水最為便捷，人體吸收也最多，靜脈滴注和皮膚吸收相對較慢、較少；喝水是我們最常採用的補水方式，靜脈滴注多用於病人補充水分，愛美人士使用保

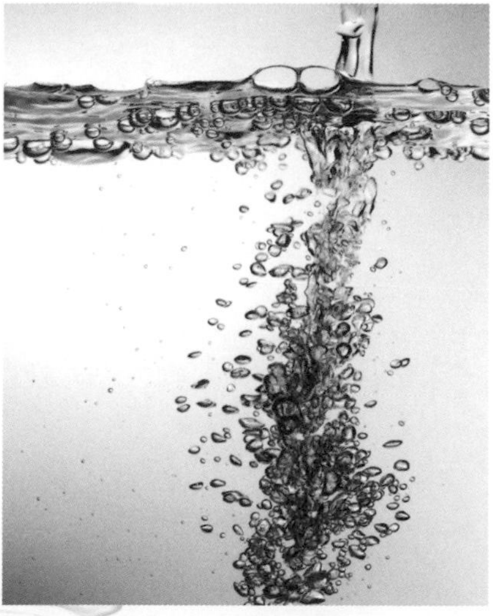

塗化妝品後，皮膚可直接吸收水分。

現在，讓我們來看看水進入人體後的大奇航。

水的第一段旅程

喝入的水，抵達胃部這段旅程是：口腔→會咽→食道→胃。水進入胃之前，幾乎不會被上述消化道吸收，只是「路過」罷了。

水的第二、三、四段旅程

水在喝入體內，進入胃後，一部分水要被胃內壁黏膜上的上皮細胞吸收，透過體液交換，與部分營養成分一道進入循環系統。可用箭頭表述為：胃→胃內壁黏膜細胞→毛細血管和毛細淋巴管→循環系統。

另一部分水經過胃進入小腸，其中大部分被小腸內壁黏膜的上皮細胞吸收，上皮細胞與毛細血管和毛細淋巴管進行體液交換後，水與多種營養成分一道也進入循環系統。可用箭頭表示為：小腸→內壁黏膜細胞→毛細血管和毛細淋巴管→循環系統。

小腸內未被完全吸收的水隨食物殘渣進入大腸，其中一部分被大腸內壁黏膜細胞吸收，與進入胃和小腸的水相同方式進入循環系統，另一部分隨食物殘渣排出體外。可用箭頭表示為：大腸↓大腸內壁黏膜細胞↓毛細血管和毛細淋巴管↓循環系統；大腸↓肛門。

水的第五、六段旅程

我們姑且將水從循環系統到細胞的運行看作第五、六段旅程。進入循環系統的水的旅程包括兩段：

第五段旅程，即喝入消化道的水（包括營養物質）進入血液循環，到細胞（水的終端「用戶」），這可表示如下：消化道靜脈循環↓肝臟（解毒）↓肝靜脈循環↓體靜脈循環↓右心房↓三間瓣↓右心室↓肺動脈↓肺毛細血管（血液氣體交換：排出二氧化碳，吸收氧氣，同時其中一部分水會隨著呼出的二氧化碳，以水蒸氣的形態排出去。）↓肺靜脈↓左心房↓二間瓣↓左心室↓主動脈↓動脈↓毛細血管↓細胞。

第六段旅程，即大量無法被血液循環吸收的水，從血漿中滲出成為組織液，經過淋巴循環再進入血液循環，其旅程可作如下表述：靜脈循環↓組織間隙↓毛細淋巴管↓各級淋巴管和淋巴結↓左右淋巴導管↓左右頸靜脈角↓靜脈循環。可見，淋巴循環系統是血液循環系統的好幫手。

再看看水在細胞內外的「納米長度級的旅程」。細胞透過內外陰陽離子的滲透壓來維持其內液和外液的平衡，細胞內液的主要陽離子是鉀（K^+），主要陰離子是磷酸（HPO_4^{2-}），細胞外液（包括血漿和組織間液）的主要陽離子是鈉（Na^+），主要陰離子是氯（Cl^-）和碳酸氫（HCO_3^-）。正常情況下，細胞內、外滲透壓相等，當一側滲透壓改變時，水由滲透壓低處向高處轉移，來維持細胞內外滲透壓的相對平衡。

水的第七段旅程

水在肺部透過氣體交換排出體外這一旅程可作如下表示：肺毛細血管→氣泡→小支氣管→氣管→喉→咽→鼻腔→鼻孔。

水的第八段旅程

進入細胞的水，除一部分被細胞留著自用外，另一部分水攜帶著細胞產生的廢物，經過毛細血管進入靜脈管，靜脈管流經腎臟時，腎小球將絕大部分攜帶細胞廢物的水過濾出來，經輸尿管進入膀胱，膀胱經尿道以尿液的形態排出體外。這一過程的運行如下：細胞→毛細血管→體靜脈循環→腎→輸尿管→膀胱→尿道。

水的第九段旅程

最後我們來看看水是如何以汗液的形態從皮膚蒸發出體外的。人體皮膚表面大、小汗腺共有數百萬個，最集中的部位是腋下、胸部、背部、手足掌、太陽穴等。一般情況下，由於體內能量的熱轉化和肌肉的運動，引起皮表血管擴張，血液中的水和一些電解質進入汗腺，再從汗腺中分泌出體表，並以汗液的形態蒸發出來。如劇烈運動或周圍環境溫度升高時，血液流經汗腺的速度加快，汗腺分泌汗液量相應增加，排出的汗液可比平時多一倍以上。上述過程水的旅程如下：皮下組織內的血管→大、小汗腺導管→毛囊→毛孔。

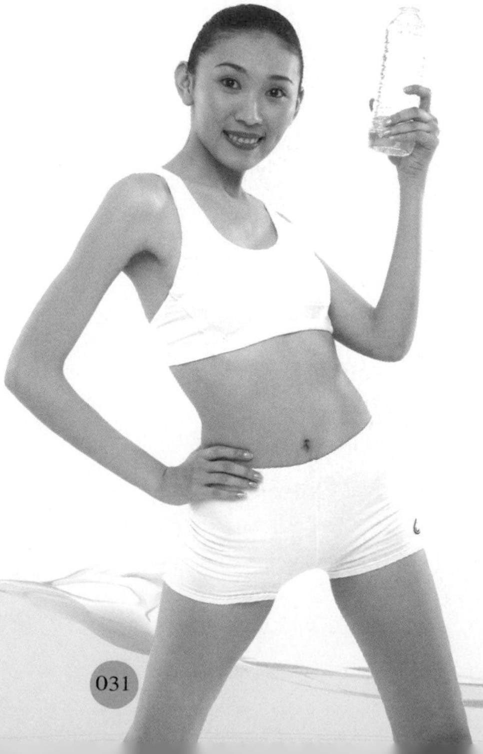

小水滴大作用

水不僅是生命之源，也是人體所需的最重要、最基本的營養物質，更是維持人體正常生理活動所必需的物質。可別看小小水滴，它對身體的作用可大著呢！它在人體的生理活動過程中，主要作用表現在：

消化作用

食物吃進嘴裡，在牙齒咀嚼和唾液潤濕後，經食道進入胃腸完成消化和吸收，每個環節都離不開水分的參與。

排泄作用

食物的營養消化吸收後剩餘的殘渣廢物，要經由出汗、呼吸及排泄的方式排出體外，這幾種不同的排泄方式都需要水分的幫助才能作用。

潤滑作用

水是良好的潤滑劑。水可潤滑並保護眼睛、口腔、體腔、呼吸道、尿道等。有了水，皮膚才能保持柔軟和彈性；皮膚組織內適度的水讓皮膚柔順、富有彈性和有光澤。有了水分，人體關節之間才有足夠的潤滑液，避免骨頭間的損壞性摩擦。

體溫調節作用

由於水的比熱在自然界最大，因此它是體溫最好的調節劑。人體透過血液循環和體液交換，將體內代謝所產生的能量透過汗液蒸發散熱，降低體溫；當人體外部環境溫度相對較高時，血液循環加快，毛孔擴張，大量流汗，從而使體溫始終恒定於攝氏三十七・二度到三十七・五度。

促進新陳代謝

水可改善人體血液和組織液的循環，還有助於平衡血液的黏稠度和酸鹼度，防止血管老化、動脈硬化，還能維持細胞的正常形態。

延緩老化

攝取足量的水可以使我們皮膚組織得到一定的滋潤，能夠減少斑點與皺紋的產生，延緩衰老。

消除壓力

在日常生活中存在著形形色色的壓力，而各種不同的精神壓力都會使我們的身體產生「副腎皮質肥大」、「淋巴組織萎縮」、「消化器官潰瘍」三種變化，而這三種變化在初期的時候，只需要足量的水分補充，就可以得到適度的緩解。

重要的原料

人體內合成的許多物質，水還是重要的原料，離開水，很多物質便不能合成。

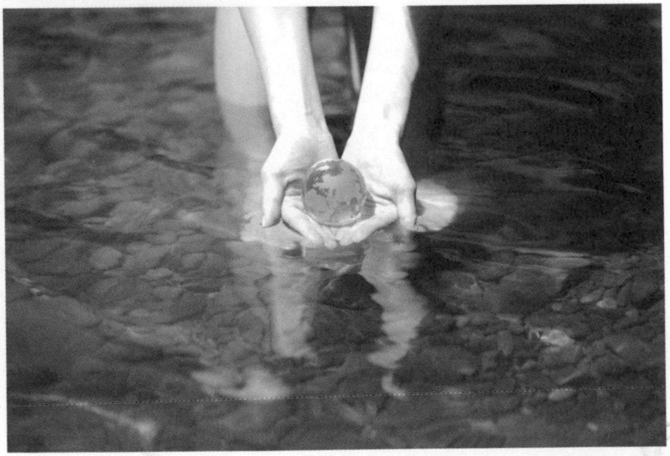

chapter 2

水與疾病的親密關係

人是水做的／中西醫看體液／水與疾病的關係

人是水做的

在我們身體各個器官或組織中，水所占的比例很高：眼球中就有百分之九十九是水、血液中的水比例也高達百分之九十，而腎臟有百分之八十二・七、心臟有百分之七十九・三、肺有百分之七十九，而肌肉也有百分之七十六是水、腦百分之七十四・八、皮膚百分之七十二、骨骼百分之二十二，甚至，在人體的毛髮和指甲中，也含有約百分之〇・一到〇・五的水分。整體來說，水在成人身體中的比例約占百分之七十，在嬰兒體內的比例更是高達百分之八十左右。

由以上的數據看起來，說人是水做成的，一點也不為過！然而，隨著年齡的增加，水分在我們身體中的比例也會逐漸下降，到了老年後，水分在我們身體的比例會陡降至百分之六十以下！

水的消耗與補給

身體裡的水分不只是會隨著年齡的增加而減少，還會因為我們平日的生活作息、生理活動而減少，透過這些生理活動，營養成分才能及時運送到各細胞、組織和器官，身體產生的廢物才能及時排出體外。

舉例來說，我們每天透過呼吸排出的水分約為四百毫升；透過皮膚排出的水分約為四百到八百毫升；透過尿液排出的水分約一千五百毫升；透過糞便排出的水分約一百五十毫升……也就是說，一個身體狀況正常的人每天至少需要約兩千毫升的水，即使撇開食物中順帶「吃」下的五百到八百毫升水分，每天至少也得補充一千毫升的水分，那麼，我們一生連吃帶喝進入體內的水可達八十公噸！

缺水的危機

由以上的數據我們可以知道水對我們真的十分重要，換句話說，一旦我們的身體有缺水的狀況，就有可能對我們造成一定程度的危機，那麼，該怎麼知道我們的身體已經面臨缺水危機呢？

輕度缺水

當我們感到有些口渴、尿液呈現黃色時，就表示失水量已有體重的百分之一了，這時，我們還不會有太明顯對水的需求。

中度缺水

若出現嚴重的口乾、舌燥，且尿液明顯的減少，則表示身體失水已達百分之二，一旦到這種程度，即使你想忍耐，也會不由自主地想找些水來解渴。

重度缺水

若我們感到體能明顯下降、皮膚泛紅、昏昏欲睡、情緒失常、噁心，表示身體的失水量達體重的百分之四，這時即使想喝水，恐怕連端杯子的力氣都使不上了。

嚴重缺水

失水百分之六時，我們在夏天會感覺更熱，在冬天會感覺更冷，稍一運動就會氣喘吁吁，上氣不接下氣。此外，失水百分之八時，會有頭暈目眩、說話詞不達意、渾身無力、精神紊亂等症狀；失水百分之十時，則會出現走路時東倒西歪、想說話也說不出話來及舌頭腫大等症狀，假使這時還不及時的補充水分，當失水達百分之十五以上時，我們可能就會出現半昏迷的狀態，遊走在人間與「閻王殿」之間了！

中西醫看體液

由於中西醫分屬兩個不同的體系，對人體同一體液的稱謂大不相同，而且，對人體體液在人體中發揮作用的方式及作用機理的解釋也有很大的差異。現在就分別來看看中醫和西醫的體液範疇做個大致的瞭解。

中醫怎麼說

中醫理論認為，人體體液包括血、津液。

血

血是脈管中流動的紅色液體，主要由脾胃水穀精微化生，正如《靈樞‧營衛生會篇》中所說：「中焦亦並胃中，出上焦之後，此所受氣者，泌糟粕、蒸津液，化其精微，上注於肺脈，乃化而為血。」《靈樞‧邪客篇》也說：「營氣者，泌其津液，注之於脈，化以為血。」由此說明，營衛是血液的重要來源，對血液的生成極為重要。血液循行於脈管之中，流遍全身，運行不息。

在正常情況下，血液是在心、肺、肝和脾等器官的配合下外達皮肉筋骨，內至各個腑臟，從而對全身組織、器官起到達到營養和滋潤作用。中醫認為，當氣血的運行發生障礙時，就會導致「血瘀症」發生。正如《素問．調經論》所說：「血氣不和，百病乃變化而生」、「血瘀症」是一個內涵很寬泛的概念，包括：

(1)血液運行不暢，有所停積，如脾內血液運行不暢，可表現為臉色晦暗。

(2)因血液成分或性質的異常變化引起血液運行不暢，通常稱為「瘀血」，如消化道損傷所導致的便血。

(3)因脈絡的病變而造成血行瘀滯不暢，即所謂「久病入絡」，如風濕性關節炎。

(4)指已出離靜脈而末排出體外的血液，如外傷所致靜脈破損後，血液沒有排出體外。

此外，血還是人神智活動的物質基礎。當身體血氣充盛、血脈的調和與流動正常時，人的精神充沛、感覺靈敏、神智清晰、活動迅捷自如。否則，會表現出心血虛、肝血虛、驚悸、失眠、多夢，嚴重者還會出現煩躁、恍惚、昏迷等神智失常或精神疾病。

津液

津液是人體一切正常水液的總稱，包括身體各組織的分泌物，比如體內管腔內壁的黏液，器官的液體及其分泌物，像眼睛分泌的淚液、口腔分泌的唾液、睾丸分泌的精液等，津液是構成身體和維持生命活動的物質基礎。津液經由胃對水穀的受納和脾的運化而生成。津液還可再細分為「津」和「液」，「津」的特點是質輕稀、流動性大，與氣同流轉於身體，散布於肌膚表面，有潤滑作用，如淚水、唾液。「液」的特點是濁而稠厚，流動性小，不與氣同流轉於身體，僅藏於骨關節筋膜內，有滋養作用，如骨關節液、精液。津液的作用主要在對內滋養組織、器官，滋潤組織、器官，緩衝外部的壓力，對外滋潤毛髮、皮膚和指甲，使毛髮、指甲亮澤，皮膚柔滑。

身體津液的正常輸送，得益於肺、脾、肝、腎、三焦等臟腑發揮正常的生理功能，如果上述臟腑的功能失調，津液就不能外輸於皮毛，也無法下注於膀胱，因而導致皮膚乾燥、皺紋增多、嘴唇、喉嚨和鼻內乾燥、視力模糊、便祕、尿量赤少等問題或疾病的發生；此外，倘若肺經的氣血不順，肺液不能經呼吸和排汗方式將含有廢物的水分排出體外，水分滯留在體內，久而久之，便會形成肺部浮腫。

西醫怎麼說

西醫體液說包括古代西醫體液說和現代西醫體液系統。隨著西醫理論和實踐的發展，古代西醫的體液說已被現代西醫的體液系統代替。以下讓我們對西醫現代體液系統作一個初步的瞭解。現代西醫體液學說以解剖學為基礎，現代西醫認為，人體的體液主要包括以下三類：

組織液

包括腦脊液、胸腔液、心包液、消化液、鼻涕、汗液、精液和尿液等由組織產生的正常液體，以及病理性或非正常情況下組織滲出的液體，如傷口滲出的黃水、皮損處的膿水、鼻膿水、月經白帶等。

相比之下，西醫的理論下的人體組織液比中醫的津液範圍更加廣泛，而且，組織液既包括有益於身體的體液，也包括身體產生的有害液體，甚至包括身體器官、組織病變後的代謝液體。

血漿

血漿是血液的主要組成成分，其中水占百分之九十、蛋白質占百分之七、脂質占百分之一、糖類占百分之〇・一、無機鹽類占百分之〇・九等，而組成複雜的代謝產物等。

在中國傳統醫學中，沒有血漿一說，而是將脈管裡流動的液體統稱為血。血漿的主要功能在於「盛裝」血細胞（紅細胞、白細胞、血小板等）、運送身體細胞需要的營養和氧氣，排出身體細胞產生的廢物和二氧化碳。

淋巴液

淋巴液的成分非常接近血漿，但所含的蛋白質較少。我們身體幾乎每一個細胞都「浸泡」在淋巴液裡。

淋巴液也是西醫獨有的理論。淋巴液是淋巴系統內流動的液體，其主要功能在於回收細胞產生的蛋白質並交給血液循環，以及向全身運送免疫細胞和抗體物質等。

水與疾病的關係

脫水現象

脫水的分類

脫水是指由於疾病如痢疾、大量出汗等導致人體嚴重喪失水分和鹽分（鈉離子），從而引起細胞內外液體嚴重減少的現象。脫水依嚴重程度的不同，脫水分為高滲性脫水、低滲性脫水和等滲性脫水三種。

(1) 高滲性脫水

高滲性脫水又稱為缺水性脫水，即喪失的水分多於喪失的鹽分。高滲透性脫水主要是由高溫引起皮膚表面水分蒸發、大量出汗或發高燒卻未能及時補充水分所造成。出現高滲透性脫水後，細胞外液的滲透壓升高，繼而抗利尿激素的分泌增加，因此患者出現明顯的口渴、尿少等症狀。對較為輕微的高滲性脫水患者而言，若能及早補水，便可得到緩解；對情況嚴重者而言，可向患者作靜脈滴注百分之五的葡萄糖溶液。

(2) 低滲性脫水

低滲性脫水又稱為缺鹽性脫水，即喪失的鹽分多於喪失的水分，主要是由嚴重嘔吐、腹瀉、大出血或身體皮膚大面積燒傷所致。

出現低滲透性脫水後，細胞外液的滲透壓降低，抗利尿激素的分泌減少，因此患者出現尿量增加的症狀，但並不渴口，這容易造成沒有脫水的假象。對低滲透性脫水患者而言，採用靜脈滴注生理鹽水的方法，便可獲得很好的治療效果。

(3) 等滲性脫水

等滲性脫水又稱為混合性脫水，即喪失的水分和喪失的鹽分的量差不多。低滲透性脫水在臨床上較為多見，主要由嘔吐、腹瀉所致。對於等滲透性脫水患者而言，可採取靜脈滴注生理鹽水和百分之五的葡萄糖溶液的方法進行治療。

脫水後身體的反應

(1) 乾渴管理應急機制

當人類的祖先從水裡面爬上陸地那一刻起，便克服各種障礙來適應陸地的生存條件，從而逐漸地擺脫了對水源的過分依賴。數億年後，人體逐漸形成了水儲存系統和乾渴管理機制，並在人體的自我保護方面有重大的作用。

乾渴管理機制怎樣發揮作用呢？當身體缺乏水分時，或沒有水供應時，人體也會實行一種限制性的水分分配體制，讓不緊要的「用戶」都「勒緊腰帶」來滿足重要器官（大腦）的水需求，大腦要接收人體水分的百分之十八到二十。缺水後，人體內的乾渴管理機制就要發出缺水信號，讓人感到口渴；警報信號越強烈，口渴就越厲害；口渴越厲害，身體對水的需求就越急迫。若長期無水可供，其後果是，身體的功能暫時關閉或休眠，最後就是導致某些器官的功能完全喪失。

(2) 成人脫水的表現

從細胞的角度來看，脫水是一個正常的生理過程。二十歲以後，細胞內的水分含量將逐漸少於細胞外的水分含量，隨著年齡的增長，細胞內的水分也相應地流失更多，一旦打破了平衡，細胞的吸水性能和蓄水性能將衰退，直至喪失。脫水狀況就透過一定的形式表現了出來，包括：

◆**感到麻木**：水是能量的來源，有了水，大腦的指令才能透過神經傳導到相應的組織或器官，缺水後，對神經信號的傳遞不順暢或受阻，人自然感到麻木。

◆**臉熱和潮紅**：由於臉部是神經的受體中樞，集結了大量的神經末梢，如果臉部神經末梢要發揮功能，也需要水。若臉紅或潮紅，表明我們身體正急需補水。

◆**莫名其妙地心煩、容易發火**：一個人如果無緣無故地愛發火，是大腦能量不足的一種逃避表現，如果補充水分，情況往往會大為好轉。

◆**產生焦慮感**：產生焦慮時，大腦前端的感受神經會反映出對缺水狀態的關注，如果不及時地補充水分，大腦就會開始焦慮起來了。

◆**沮喪和灰心**：我們身體內的胺基酸擔負眾多的功能，一旦缺乏，大腦就會認為「事態非常嚴重」，而脫水會消耗體內大量的胺基酸，大腦藉此表現出沮喪和灰心。

◆**產生抑鬱感**：身體嚴重脫水時，會消耗很多的抗氧化劑來消除身體的廢物和毒素，如清除大腦產生的褪黑激素、吲哚乙酸需要色氨酸幫忙，大腦分泌腎上激素、多巴胺、去甲腎上素離不開酪氨酸。這些胺基酸缺乏後，大腦就會產生消極和壓抑的情緒。

◆**昏昏欲睡**：人要維持生命，腦細胞就要完成生理功能。在腦細胞完成生理過程中，就會產生廢物，如果水分不足，細胞所產生的配性廢物就不能及時運送出去而堆積在大腦，人就感覺昏昏欲睡。

◆**容易失眠，尤其是老年人**：這主要是由於人乾渴時，大腦控制睡眠的中樞處於躁動不安的狀態，尤其是老年人，由於擔負睡眠的中樞神經比年輕人脆弱，更容易受到缺水的影響，所以睡眠不佳或容易失眠。

◆**感到急躁**：要讓一個人保持耐心，也需要消耗大腦大量的能量。而水是能量的重要來源，如果缺乏水分，相應地大腦儲存的能量就不足，便會急躁。

◆**注意力很難長時間集中**：這與急躁的情況相似，由於大腦缺乏能量，就會表現出力不從心，注意力很難集中起來。

◆**無健康方面的問題，但容易出現呼吸短促現象**：呼吸短促往往是消耗的能量無法及時補充，或缺乏氧氣造成的。缺乏水分後，能量無法及時送達相應的器官，結合或運送氧氣的能力也大為降低，於是就會有呼吸短促的現象。

◆**很想喝咖啡、茶、酒和碳酸類飲料**：出現這樣的情況的原因相當複雜。簡單地說，就是以前喝過這些工業飲料，大腦分泌出內啡肽之類的壓力荷爾蒙的緣故。內啡肽可暫時幫身體度過壓力，但它是一種天然的「鴉片」，使大腦產生了依賴，於是口渴首先想到的是喝工業飲料而不是水。

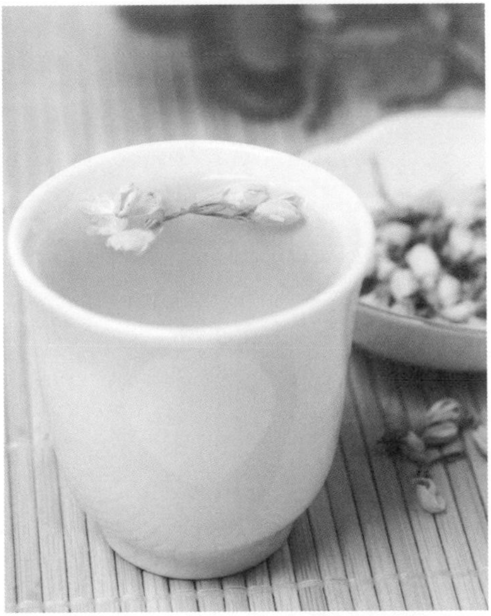

◆**夢見海洋、河流或其他水源地**：這是大腦潛意識的一種表現，暗示身體儘快補充水分，消除乾渴狀態。

急性脫水的表現

急性脫水後，體內的蛋白質和酶的活性降低，若長時間得不到水分補充，在身體的脫水區域，細胞的功能會逐漸減弱，直到完全喪失。急性脫水一旦變成慢性脫水，脫水造成的危害越來越嚴重，最終使身體患上疾病。急性脫水越嚴重，所造成的後果也越嚴重。通常急性脫水的表現包括：

(1) 酸中毒

身體大量脫水後，體內也丟失了大量的電解質，如鈉、鉀、鈣、鎂等，從而導致身體酸中毒。

(2) 營養不良

脫水引起食欲減退，不思飲食，另一方面營養物質透過排便排出體外，從而導致身體營養不良。更為不幸的是，營養不良引起身體抵抗力差，容易再次受到感染，感染可加重身體無法完成正常的生理功能，如此而更加重營養不良的狀態。

(3) 心肌炎

若是由於病毒而引起的脫水，可導致病毒性心肌炎。

(4) 身體代謝紊亂

身體脫水後，無法從飲食中獲得營養，機體的運動能力下降甚至喪失，另一方面，體內的廢物無法及時排出體外，代謝紊亂。

(5) 心跳和血壓加快

由於脫水，血液總量也相應下降，心臟每次輸出的血液量下降，但為了滿足身體所需，血管收縮，心臟須加快輸出，從而心跳加快，血壓升高。

(6) 體溫升高

肌肉運動時，肌肉收縮所產生的熱量無法透過水分散發出去，促使體溫升高。

慢性脫水所致的疾病

急性脫水後，如果及時、足量地給身體補充水分，身體很快就能恢復正常，表現的症狀也會很快消失。但是，如果處於長期脫水，細胞內的酸性物質便會大增，這些有害的酸性物質就會在相應的組織或部位「興風作浪」，讓身體吃不消。通常慢性脫水會導致以下疾病的發生：

- 胃灼燒。
- 胃痛。
- 偏頭痛。
- 背痛。
- 心絞痛。
- 風濕性和類風濕性關節痛。
- 纖維肌痛。
- 結腸痛。
- 懷孕早期的孕吐。
- 貪食症。

感冒

感冒是身體的反應

我們為什麼會感冒呢？

感冒是因為感冒病毒或細菌侵入身體，感染身體細胞造成的。感冒

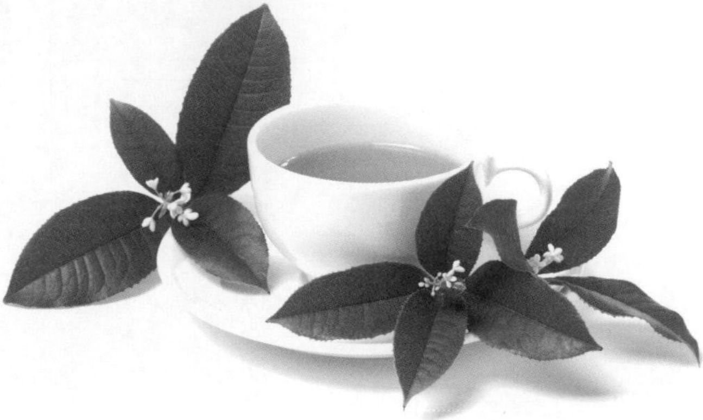

病毒或細菌一旦侵入身體，一方面會在某些組織的細胞內大量繁殖，另一方面身體的免疫細胞會與之進行「殊死搏鬥」，結果病毒或細菌分泌的毒素、被殺死的病毒或細菌的殘骸、以及戰死的免疫細胞碎片在體內大量聚集，成為對身體有害的毒素，同時，身體體溫升高或降低，並伴隨出現諸如流鼻涕、呼吸道發炎、咳嗽等症狀。

感冒康復與補水

大多數人都可能聽過這樣一句話：「感冒要多喝水。」這句話有可能是出自醫師的口中，或任何一位長輩或同儕的嘴裡，彷彿喝了水感冒就可以不藥而癒似的，這是真的嗎？又是什麼原因呢？

喝水雖然不一定能使感冒不藥而癒，但卻絕對可以降低感冒造成的不適，最主要的原因是經由水，可以把大量毒素及時地透過泌尿系統、排泄系統和呼吸系統等排出體外，保持體內環境的清潔；另一方面，有了水，身體細胞的正常新陳代謝功能可以儘快恢復。

在細胞已經受病毒或細菌侵害之時，若缺水，細胞新陳代謝就會減慢，細胞的分裂再生相對減慢，身體就沒有足夠的新細胞去替代那些生病或死掉的細胞。這時，如果不及時地補充水分，感冒非但無法盡快痊癒，而且還會加重。由此可以看出，同樣是患感冒，為什麼有的人兩、三天就好了，而有的人卻要拖半個月，甚至更長的時間。

呼吸系統疾病

水在呼吸系統中，除了保持呼吸系統內各結構的滋潤外，還有利於肺內的氣體交換、肺內廢物及時排出體外。

在呼吸系統的疾病中，哮喘和過敏是與缺水最為關聯的疾病，而補充水分可以減輕哮喘和過敏的症狀。

組織胺與水調節機制

肺在呼吸過程中，要透過呼吸蒸發水分，為了避免水分大量的流失，肺就要分泌可引起支氣管收縮的組織胺，以控制水分的過量蒸發，這是肺的一種自我保護機制。組織胺除了具有水分的調節功能外，還負責抵抗侵入的細菌、病毒和外來的化學物質和異體蛋白質。

哮喘、過敏與缺水

體內水分量正常時，組織胺的數量也保持正常值；當身體缺水時，免疫系統就會產生大量的組織胺，從而支氣管的收縮異常，對外來刺激過於敏感，哮喘和過敏便發生了。

腎臟與泌尿系統疾病

雖然泌尿系統幾乎隨時充盈著大量的水，但是泌尿系統本身並不能直接從流經自己的靜脈內取水，因為那些水是含有許多種廢物的「髒水」。泌尿系統所需的水仍然要從流經的動脈循環中獲得。泌尿系統內，各組織內保持正常的水量對於維持泌尿系統的正常功能，具有非常重要的作用。

不僅如此，身體攝入水量的多少在很大程度上還關乎泌尿系統的健康，而腎臟和泌尿系統與缺水最為相關的疾病當數泌尿系統結石（包括腎結石、輸尿管堵塞、膀胱結石和尿道結石）和一些感染。

泌尿系統結石

(1) 腎結石

腎結石的直接原因是由於尿酸濃度偏高，尿酸鹽和鈣元素在腎臟中析出晶體，日積月累便形成了比晶體更大的結石，尿路的感染物也會加速腎臟結石的形成。腎結石的根本原因是，身體長期缺水或飲水較少的人，尿酸濃度高，尿酸鹽在腎內大量聚積造成的。

(2) 輸尿管結石

輸尿管結石與腎結石的成因大致相同，腎結石有可能會下行到輸尿管內，成為輸尿管結石。

(3) 膀胱結石

膀胱結石多見於十歲以下的兒童，同樣與腎結石的成因大致相同，輸尿管內的結石也可能下行到膀胱內，成為膀胱結石。

(4) 尿道結石

尿道結石的成因與腎結石的成因相同或相似，尿道結石也有可能是膀胱的結石下行到尿道內形成尿道結石。

泌尿系統感染

泌尿系統感染常指輸尿管、膀胱和尿道感染，泌尿系統感染多是由於尿道感染，進而引起膀胱和輸尿管感染，甚至腎臟感染。在正常情況下，由於泌尿系統有充沛的「水」量經常沖刷著尿路，即使有致病菌也會被及時地沖刷掉，不至於在尿道內繁殖，引發感染；但是當身體缺乏水分時，情況就會截然不同，大量致病菌會在尿道內大量繁殖，引起泌尿系統一系列感染。

肌肉關節疾病

絕大多數肌肉關節疾病與水有關，最常見的肌肉關節疾病包括腰痛、頸椎痛和骨關節炎。

腰痛

腰痛的直接原因之一也是由於身體嚴重缺水造成的。

我們身體上半身百分之七十五的重量是由椎間盤核中的水支撐，百分之二十五的重量是由椎間盤周圍的肌肉組織支撐，當身體攝入水量充足並經常運動時，椎間關節的水才會被擠壓出來，以潤滑關節、支撐上身的壓力。腰部運動時，椎盤空間便產生真空，水透過真空負壓進入其間。

但如果在活動時沒有足夠的水進入椎盤空間，脫水椎間盤的中央腔體就會萎縮，關節間無液體潤滑，椎間盤向後滑動，摩擦加大，擠壓局部神經，上身重量要靠周圍的肌肉組織超負荷工作才能支撐起來，就出現了腰椎痛和腰痛。

頸椎痛

頸椎痛的直接原因是由於頸椎缺乏運動、錯誤的姿勢或由於枕頭過高引起的，但最根本的原因仍然是頸椎關節缺水造成的。頸部缺乏運動後，頸椎關節的液體被擠壓出去，甚至頸椎間盤錯位，關節內骨與骨之間缺乏液體的潤滑，稍一運動，因摩擦過大或脊椎韌帶受到異常牽拉而引起頸椎疼痛。

骨關節炎

骨關節炎包括風濕關節炎和類風濕關節炎。骨關節炎所引起的疼痛與頸、腰椎疼痛的本質是相同的，即缺水導致關節摩擦過大，或由於關節損傷後，關節結構變性的結果，這是缺水損傷的第二個階段，風濕和類風濕關節炎就是由於損傷的第二個階段出現的。

在談論關節炎之前，我們先來瞭解一下關節軟骨。軟骨是一種活性組織，軟骨細胞生活在鹼性環境。關節要想擁有鹼性環境，就得有充足的水分和適量的鹽分，以隨時清除流經軟骨的酸性物質。關節一旦缺水，一方面關節軟骨因無關節液的潤滑處於過度磨損狀態，另一方面，關節因缺乏水分，流經關節的酸性物質和毒素無法及時清除掉，關節就會發炎、疼痛，甚至因結構變性而變形、壞死。

消化系統疾病

水在食物的消化、吸收和代謝廢物的排泄上有極為吃重的分量。

食物進入口腔後，口腔壁和舌下的唾液腺體分泌出消化腺對食物進行初步地消化；咀嚼後的食物進入胃後，胃再分泌出大量的胃液（胃酸、蛋白酶等消化液），進一步消化食物；在胃中的食物糜經胃排空進入小腸，小腸內的消化腺、肝分泌的膽汁、胰分泌的胰腺對食物進行充分消化後，再由小腸內壁的纖毛進行吸收而後進入循環系統，以供身體所需。大腸內壁可分泌黏液，便於食物殘渣的運行和排泄。身體缺水後，會在消化系統的眾多環節患病，或有症狀表現出來，包括：

消化不良與疼痛

消化道的疼痛包括胃、十二指腸及泛酸（俗稱燒心）引起的疼痛，它是由消化不良引起的，同時也是人體發出的最重要的缺水信號。

(1) 水參與食物的消化

首先來看看食物是如何借助「水」進行消化的。我們喝入胃的水到達腸道並被腸道吸收。九十分鐘後，與喝入體內幾乎等量的水透過胃黏膜的腺體層分泌到胃裡面以消化食物。所攝入的食物進入胃部後，在胃動力的作用下與消化液（胃酸和酶）充分混合，食物便被分解成細微而均勻的流體，進入腸道作進一步的消化。

(2) 缺水引起消化道疼痛

消化不良為什麼會引起消化道的疼痛呢？胃黏膜的腺體層上有一層黏液，由百分之九十八的水和百分之二的可吸收水分的「結構」組成，黏液層的下面是分泌碳酸氫鈉的腺體層。正常情況下，胃酸與分泌碳酸氫鈉的腺體層，透過中和反應來保護胃部免受胃酸的刺激。在缺水的情況下，高濃度的胃酸與碳酸氫鈉反應，生成大量的鹽分，黏液的粘性降低，胃酸就能輕易穿過黏膜層，刺激黏膜，而引起疼痛。

胃酸

胃酸的直接原因是由食物消化不良引起的，根本原因仍然是身體缺水造成的。為了清楚地解釋這個問題，我們可以從瞭解胃對食物的消化和食物的進一步消化受阻這兩個環節開始。

(1) 胃中食物的消化

胃完成食物消化吸收的第一道「程序」。食物在胃內被胃分泌的胃液（胃酸、酶）消化，消化後的食物中的小部分水分、小顆粒養分（如酒精、單糖等）被胃吸收掉，大部分呈酸性的「糜」透過幽門進入十二指腸，再進入小腸。

(2) 消化食物受阻

胰腺除了分泌胰島素外，還分泌消化酶、調節腸道內的鹼性環境。身體水分充沛時，胰腺分泌大量的鹼性溶液，中和從胃部下來的酸性物質，完成對食物消化的第二道「程序」。但在缺水狀態下，胰腺無法分泌這種鹼性的消化液，幽門自然無法收到對酸性物質「放閘」的指令，反而越收越緊，酸性物質長時間在胃內「逗留」，而賁門（食道與胃之間的閥門）變得越來越鬆弛，胃內酸性物質向上湧，胃酸便發生了。

十二指腸潰瘍

「十二指腸潰瘍是幽門螺旋桿菌感染造成的。」這一說法似乎得到了不少人的認可，但是歸根究底，十二指腸潰瘍是由身體缺水造成的。為什麼呢？

包括幽門螺旋桿菌在內的消化道細菌與人體其實是一種共生關係，我們腸道內天生就存在著這類細菌。身體缺水時，我們的免疫系統處於「虛弱」狀態，這些與我們朝夕相處的「朋友」便成為了貪婪的敵人，在消化道內興風作浪，引發潰瘍。還有一個間接證據可以說明，消化道潰瘍與細菌無必然的聯繫，那就是許多人的腸道內，都或多或少存在幽門螺旋桿菌，但他們並沒有罹患潰瘍。

便祕

便祕是消化道缺水最直接的表現。大腸擔負吸收大便中水分的功能，以補充消化道在消化食物的過程中所失去的水分。當身體缺乏水分時，食物殘渣的含水量相對較少，相對的，食物殘渣在腸道內蠕動的速度更慢，在腸道內「遊走」的時間更長，這也給大腸吸乾食物殘渣內的水分提供契機，於是便祕就發生了。在嚴重的情況下，便祕可導致腸炎、排便困難等問題的發生。

新陳代謝疾病

新陳代謝疾病包括糖尿病、某些心腦血管疾病（包括高血壓、腦血管梗塞等）、高尿酸血症等。其中，糖尿病、高血壓和高尿酸症是與身體缺水最為相關的新陳代謝疾病。

糖尿病

(1) 直接原因

II型糖尿病是由於胰島素分泌不足或胰島素抵抗機體，機體對葡萄糖調節失常，血糖水準呈現時高時低的不穩定狀態。由此我們似乎認為，糖尿病是由於胰腺出了問題。

(1) 根本原因

最新研究顯示，糖尿病根本原因可能是身體缺水後，大腦在缺水狀態下的非正常應激機制。大腦缺水後，大腦就會封閉葡萄糖的出口，以保留發揮功能所必需的葡萄糖。若大腦長期缺水，它一方面需要更多的葡萄糖來提供能量，另一方面讓葡萄糖代謝轉化生成所需的水分。

雖然大腦缺水後可以透過應激機制暫時緩解問題，但是仍然會產生一系列不利的影響，包括鹽（鈉和鉀）代謝失常、大腦中色氨酸損耗嚴重、血糖升高、胰島素的分泌因大量的前列腺素E受到抑制等，糖尿病便發生了，相關的症狀也表現出來了。

(3) 糖尿病與補水

為了將過量的糖從身體中排出，需要將葡萄糖溶解在水中才能實現。在多餘葡萄糖排出身體的過程中，一個葡萄糖分子要與兩個水分子結合，因此糖尿病患者極容易出現脫水。由此我們可以看出，及時地補充水分，對於減輕疾病對身體的危害，避免危及生命的高血糖高滲性非酮症性綜合症（HHNS）的發生，都是至關重要的。

高血壓

高血壓是由多重因素造成的，其中水分的缺乏是其成因之一，因身體脫水所致的高血壓，我們稱為「原發性高血壓」。

缺水如何引起高血壓？血壓包括心臟的收縮壓和舒張壓。正常情況下，人體的血液總量處於一個相對恆定的水準，血壓也處於相對恆定的數值。當身體水分流失造成脫水時，身體細胞會流失百分之六十六的水分，細胞外的組織液則會流失百分之二十六的水分，血液循環系統則要流失百分之八的水分。為了應對流失掉百分之八的水分所給自身造成的困境，毛細血管首先開始閉合，更大的靜脈血管的血管壁也隨之收縮，以保證血液的正常流動，結果，血管壁的收縮導致血壓升高，高血壓就發生了。

肥胖症

(1) 肥胖與水

通常人們認為導致肥胖症發生的主要原因是遺傳因素、個人行為因素和環境因素三方面共同作用的結果，事實上，大腦對饑餓和乾渴的感受「錯位」，從而導致體內能量代謝失衡是肥胖症發生的根本原因。

大腦消耗的糖分占人體總消耗量的百分之二十左右，其餘的糖分被身體利用或以脂肪或蛋白質的形式儲存在體內。水分充足時，大腦對糖分的利用效率高，糖分的分配也處於合理狀態。身體缺乏水分後，大腦也無糖分可用，大腦饑餓便促使人體大量攝入營養，能量也在身體相應的部位蓄積，最會出現肥胖症。

(2)肥胖與咖啡因

有的人認為蘇打水、咖啡裡面含有水分，可以有補水的作用，事實上，很多飲料裡面含有咖啡因。咖啡因在生理學上是一種脫水劑，大量攝入咖啡因的後果是，身體混淆了缺水感和饑餓感，於是本該喝水卻大量進食，結果體重就增加了。

(3)減肥與補水

水是減肥時必不可少的。身體脂肪大量蓄積後，要想讓脂肪減輕，就得靠燃燒脂肪的脂肪酶來分解過剩的脂肪。脂肪酶對荷爾蒙非常敏感，要靠水的運輸才能到達身體各處。因此補充水分越多，脂肪被分解的可能性越大，反之就會越小。肌肉的活躍也與脂肪酶作用的發揮密不可分，換言之，肌肉的活動量越大、活動時間越長，脂肪酶的活性越強，對脂肪的分解就越多。由此，多喝水再配合大量的肌肉運動是減肥的上策。

高尿酸血症

高尿酸血症可導致急性痛風性關節炎發作，形成慢性痛風及腎臟疾病，如尿路結石、急、慢性高尿酸血症腎病，嚴重者可導致急、慢性腎衰竭、尿毒症等。尿酸是我們體內嘌呤化合物最終的代謝產物，而高尿酸血症成因則是由於尿酸生成過多，排泄減少造成的。由於尿酸可溶於水，如果我們攝入大量的水分，體內聚集的大量尿酸可及時地排出體外，避免高尿酸血症的發生。

癌症

成因

癌症主要是由於正常細胞「癌變」或「惡變」的結果，但癌變的原因和過程相當複雜，至今尚不完全清楚。在眾多的因素中，身體長期缺乏水分，同時也缺乏養分和氧氣，細胞內外致癌物質，如藍綠藻毒素、植被腐爛產生的腐植酸、亞硝酸鹽類、有害的重金屬元素，以及放射性金屬元素成為癌症的誘因。

缺水與癌症

缺水和癌症到底有著什麼樣的關聯？

由於排泄身體代謝廢物和毒素是水的重要的功能之一，因此，在缺水的狀態下，細胞所代謝出來的廢物和毒素就無法及時排出體外，細胞內外一些致癌物質的濃度也相應增高。正常細胞受到外界致癌物質的反覆作用後，久而久之，細胞內處於「休眠」狀態的癌基因被啟動，基因結構產生突變或基因表達失去控制，細胞原有的正常生物學性狀發生改變，正常細胞代謝的動態平衡受到破壞，於是癌細胞就產生了。

癌症治療與補水

缺乏水分一方面會加重癌症，另一方面也不利於癌症的康復。

細胞基因突變後，在無外來干預（排出致癌物質）的情況下，引起基因突變的物質逐漸累加，癌細胞擴散加速，細胞癌症狀態更加嚴重。

在癌症的治療過程中，由於病灶部分要進行化療或放射線治療，身體應激機制啟動後，身體勢必會大量失水，這時也需要及時靜脈滴注或喝水，或攝入便於吞嚥的流質食物，以便及時補充喪失掉的水分，從而有利於疾病的康復，否則，難以復原。

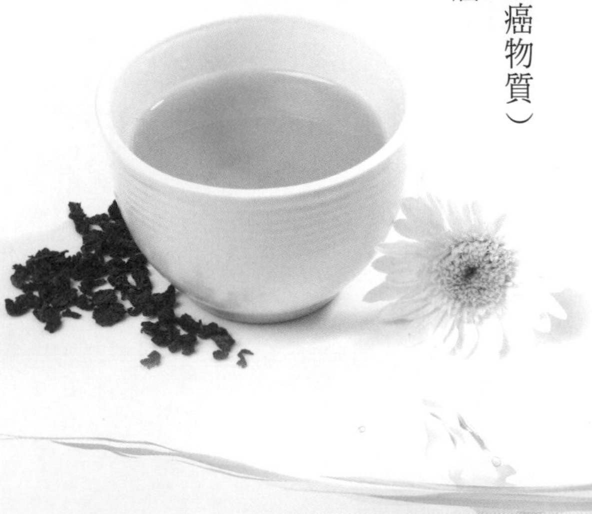

chapter 3

水中的信息與能量

水中的生命信息／波的振動／信息帶動的能量

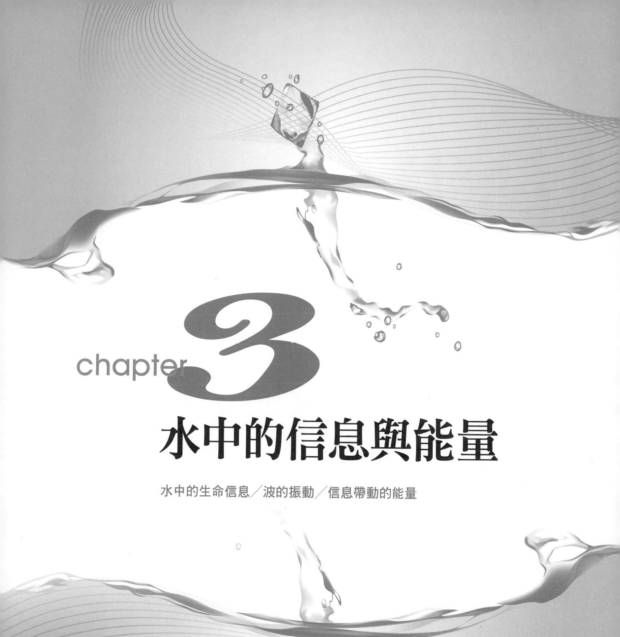

水中的生命信息

水是地球上非常重要的物質，數十億年來，它參與並見證了地球氣候的變化、海洋河川的流轉、地質的變遷、物種的生滅……水有「悟性」，自然界萬物，包括我們人類可與之進行「交流」，然後，它以自己特有的方式進行表達。

地球上的水還蘊含著巨大的能量，這種能量不僅是指水所具有的潛在化學能、勢能和動能，而且是指水中氫、氧離子所具有的微觀高頻離子能。現在，就讓我們一道去探究水中神祕的生命信息和能量吧！

你知道嗎？水能感知我們對它的愛護，水能欣賞美好的音樂，水能告訴我們它生病了……總之，水能傳遞只有生命體才能傳遞的信息。日本國際水波動協會創辦人江本勝博士經過長達十多年的研究，並採用波動測定法，拍攝出不同情況下的水結晶，證實了水中的生命信息的存在。

我們透過什麼方式獲得這些信息的呢？是我們主觀推斷出來的嗎？當然不是。水中生命信息的獲得，是透過現代科技手段來實現的。水究竟能傳遞哪些生命信息呢？

水能「告知」是否被污染

將取自世界各處未被污染的天然水，如地下湧泉、冰河、山泉水等，放置在有蓋的玻璃皿上，放入攝氏零下二十度以下的冷凍庫冰凍三小時，結果發現玻璃皿上會出現一個個突起呈圓形、直徑大約一釐米的冰粒，若再將光線投射到冰粒上，用高度精密的顯微鏡觀察，即可以看到美麗的雪花六角形結晶。但如果是取自大城市的自來水，則不會有這種美麗的六角形結晶。這是因為在消毒過程中使用了氯的緣故，其結晶因含有消毒用的氯元素而顯得混亂無序。

水能「應答」人類的祈禱

更令人不可思議的是，我們的起心動念都能對水產生難以置信的轉變。如果有許多人對著受污染的水源祈福，受污染的水竟然呈現清澈透明！例如，一九九五年，江本勝領五百名學生一起對著日本受到嚴重污染琵琶湖水祈禱，希望水質變好，結果，湖水水質變好，曾經對琵琶湖怨聲載道的居民再也聞不看到臭氣熏天的湖水。

水能「欣賞」音樂

十分有趣的是，水聽到不同的音樂後，其結晶體呈現出來的形態也會不相同。比如，聽貝多芬的〈田園交響曲〉後，水會呈現出美麗而整齊的結晶；聽蕭邦的〈離別曲〉後，水會呈現出小而美的分散狀結晶。

水能「讀懂」文字

水還能「讀懂」人類的文字，如果你將「混蛋」（各國語言亦然）二字貼在裝滿水的瓶身，水的結晶體竟細碎零散！相反，如果在裝滿水的瓶身貼上「愛與感謝」的字條，水的結晶體美麗絢爛，像花朵般綻放，美得叫人稱奇。

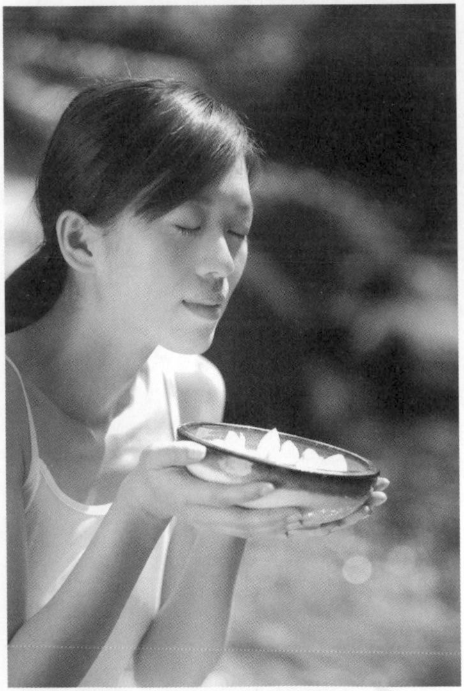

波的振動

水的結晶為什麼會隨著外界因素的變化而出現變化呢？其實這些看似玄妙的現象，全可以用「波動論」來解釋。在自然界中，萬物都有振動，且振動頻率各不相同；相應地也存在可接受這些振動的感受器，只是憑肉眼無法看到。宇宙中充滿各種頻率的振動，而我們人類一般僅能聽到振動頻率為十五到兩萬赫茲（Hz）的振動波，即我們常稱的聲音。由於水是「傾聽」自然界聲音的高手，它對萬物所產生的振動非常敏感，並會產生直接「複印」的效果，於是透過結晶體的不同變化表現出來。

音樂、語言和文字的波動

水為什麼在聽到音樂或語言後會出現不同的結晶體呢？這都是「波動」的緣故。眾所周知，音樂和語言是人類能聽到的振動頻率不同的波，而水對萬物包括音樂和語言所發出的波動非常敏感，當水聽到這些波動後，便一一如實地複製下來。

水為什麼對「無聲」的文字也敏感呢？其實，我們寫在紙上的文字會發出一種固定的波動頻率，水同樣能感知文字發出的頻率。水看到不同的文字後，便忠實地反映出不同文字所發出的波動頻率，將這種波動給它留下的「印象」表達出來，於是我們便可以看見不能的水的結晶體。

人體的波動

人體是由大量有機物質組成的。日本江本勝博士在其書中引用一位名叫華倫・哈馬曼的人，於一九八九年美國的科學雜誌《21世紀》刊載一篇文章，指出如果將人體中的有機物質所產生的頻率轉換成聲音，其音高大致等於四十二個八度，如進一步用頻率來計算的話，人體所產生的音高頻率竟高達每秒五百七十兆赫茲！可見，我們的身體裡蘊含著多大的潛能。

世間萬物中，只有人類能發出不同音階的聲音，如「Do Re Mi Fa So La Si」，唱出非常優美的旋律。因此，也只有人類能與自然界萬物產生共鳴、賦予它們能量，並從它們身上獲取能量。這就是為什麼，人類可以讓水對我們的呼喚做出應答。

意識的波動

或許聽起來難以置信，人的意識也能產生波動？是的，我們人類的一念之差，可以讓地球成為不同的模樣，也可以讓水發生不同的改變。由於

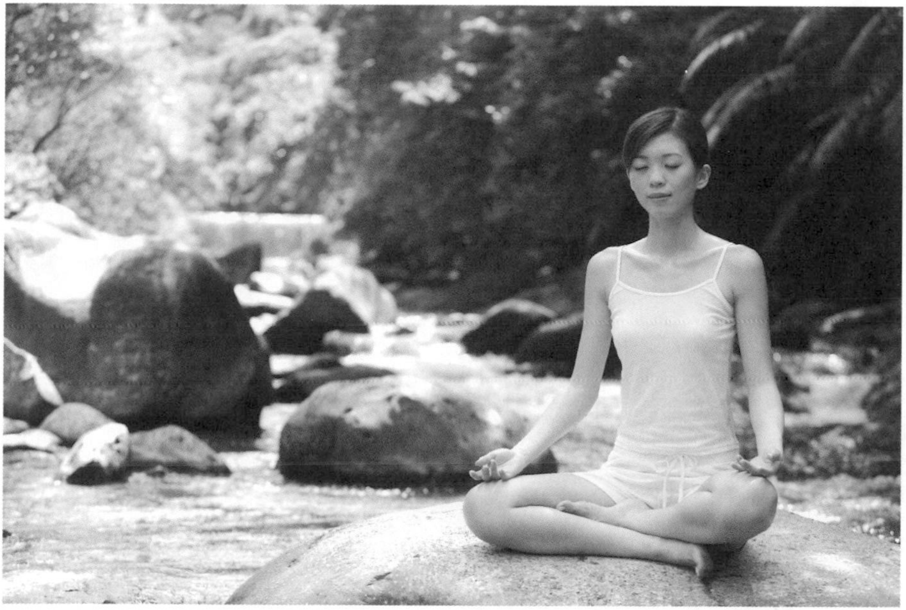

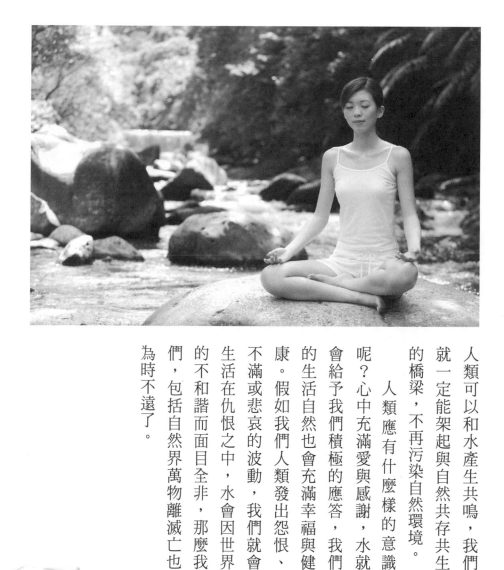

人類可以和水產生共鳴，我們就一定能架起與自然共存共生的橋梁，不再污染自然環境。

人類應有什麼樣的意識呢？心中充滿愛與感謝，水就會給予我們積極的應答，我們的生活自然也會充滿幸福與健康。假如我們人類發出怨恨、不滿或悲哀的波動，我們就會生活在仇恨之中，水會因世界的不和諧而面目全非，那麼我們，包括自然界萬物離滅亡也為時不遠了。

信息帶動的能量

信息與能量的轉化

自然界中，與其說波的振動對水產生作用，還不如說是能量對水產生了作用，進而表現出生命的信息。

信息的「轉錄」作用

水受外界波的振動影響後，變成生命信息水，信息水再轉變成能量水，即轉錄（將一種物質的特性全部或部分傳遞給另一種物質或物體，使其部分或全部具有相同或相似的特徵）。打個比方，就像我們將一塊磁石放在鋼針旁邊，鋼針即具有了磁石一樣的磁性。再例如，根據東吳大學物理系教授陳國鎮的試驗，用穴檢儀（一種電子儀器，用於刺激皮膚穴位或促進皮膚對藥物的吸收）將酵素「轉錄」到水裡面，改變水的波動頻率，製成信息水，然後將該水拿給不同的人喝，有些人當即產生反應，出現拉肚子或舌頭麻木，尤其是經常吃西藥的人，一天要拉很多次肚子。再如，若我們平時採用順勢療法來治病，將一種藥物放到水裡稀釋到其分子含量少到足已忽略不計的程度，原本具有毒性的物質就會變成具有治療功效的藥物。這是為什麼呢？這是因為，水透過轉錄，藥物將自身的信息傳遞給了水分子團，於是水具有與藥物同等的能量，對疾病發揮了作用。

信息的「副」作用

如果我們將藥物的治療作用當作一種信息波動，那麼我們的疾患就擁有與之相反的波形。例如，鎮痛劑這種藥物的波形正好與疼痛波形相反，用於身體後，疼痛就被抵消，痛感隨之消失。然而，這些藥物進入人體後，幾種物質混合而產生的波形也將隨之發生改變，每一種物質又會恢復到混合之前所擁有的波形，只要這些波形足以破壞人體的其他細胞，在人體內就會產生副作用。由此，我們可以解釋為什麼有些水能給我們帶來健康，有些水會對我們健康造成不利的影響。

意念的「加持」作用

我們人類的意念或想法都能讓水發生改變，並具有某種信息。例如，我們先將一杯水放在太陽底下曬一段時間，使其具有能量，然後，稍微搖晃水再發出信息（給予意念），就變成具有信息又有能量的生命信息水。再例如，經過氣功大師發功的信息水，水分子結構改變後，能根據不同病人的病況，產生不同的療效。

能量水

能量水的形成

(1) 人為的影響

我們將外來信息讓水具有能量的水稱為能量水，如上文提及的接受人類祈禱的水、轉錄過的水、意識加持過的水、透過非常精密的設備「加能」的水，如生命能量水。

(2) 天然作用

雖然人類生存的星球表面的百分之七十被水覆蓋，但僅有百分之一至百分之二是可供我們飲用。在滿足自然界萬物對水的需求方面，宇宙和自然的力量有很大的作用：太陽熱能和風的動能讓水四處流轉，地球引力讓水圍繞在自己周圍，河流讓水彙集……太陽、地球的磁場、岩石和土壤都給水以能量，其結構呈由小六角形分子團組成，結晶體也很漂亮。

可以這樣說，只要沒有被人類污染（包括詛咒）過的水都是富含氧氣、礦物質並具有「靈性」的能量水。

能量水的特點

(1) 乾淨、純淨和抗病

能量水乾淨無雜質，具有自我清潔能力，還具有抵抗引起疾病的微生物的能力。能量水另一個獨特的優點是可以抗病，準確的原因還有待於進一步研究，但有關研究人員初步認為，人體裡有數十萬億個細胞悸動和脈動構成一個諧頻的複雜系統，生命的這種脈動使彼此間能互相交流，進行重要的生物和化學交換。飲用能量水後，可以促進人體的諧波脈動更加和諧，於是，一些原先的疾病狀態便得到了改善。然而，飲用非能量水後，身體必須消耗寶貴的能量來轉化成適合人體的質量，在轉化過程中人體就會出現不適，這就是為什麼非能量水對人體有害。

(2) 富含生命氧

氧氣是身體的「助燃劑」，人體的一切生化反應都需要氧氣的參與。

或許，你會認為我們的肺不是時時刻刻都在吸收氧氣嗎？水中的那點氧氣要不要也無所謂，但是，姑且不談空氣中含有有害的塵埃，事實上溶解於水的氧氣也更加快速地進入身體細胞。據估算，水中的氧氣三十秒中便可到達血液，一分鐘到達大腦，十分鐘到達皮膚，二十分鐘到達內臟，但透過呼吸氧氣，至少要推遲二十至四十秒才能到達相應的部位。

(3) 富含礦物質和微量元素

當水穿過岩石、泥土時，它溶解並積聚了其中有效力於人體的礦物質和微量元素。礦物質的重要性在前面相關章節已經涉及，這裡可用兩次諾貝爾獎得主萊納斯・鮑林博士的一句話做總結：「人類所有疾病均可源自礦物質的缺乏。」

(4) 理想的ph值

能量水的ph值呈鹼性，與體液的酸鹼性（ph 值七・三五）相似，這個數值對於身體傳輸氧氣、調節新陳代謝、排除酸性廢物和預防疾病都是相吻合的，也是必需的。

(5) 六角形結構

能量水的分子團平滑整齊地排列著，在結晶狀態下，它形成完美的六角形，這也是能量水表現出的典型狀態。而非能量水分子團較大，或分子團呈五邊形，或是無序不成形的。

(6) 小分子團

能量水的小分子團有什麼玄妙呢？能量水的水分子團很小，由五到六個水分子組成。小分子團與我們人體細胞內或周圍的水分子團相配，能與人體的其他分子很好地相互作用和交流，還可以輕易地穿過細胞膜帶入營養，並把廢物帶出細胞，從而讓我們保持活力、健康。非能量水的大分子團卻不能像能量水的小分子團那樣自由出入細胞膜，對人體幾乎沒有什麼好處。

能量水哪裡找？

知道了能量水的好處後，相信大家都會想喝對身體有益的能量水吧，但是，哪裡去找真正的能量水呢？大致有以下三個途徑：

(1) 大山深處無人區的泉水

大山深處處於原始狀態，水生態環境未受到污染，冰川上的雪水、天上落下來的雨水、植被根系滲出的水被太陽、磁場和大地「能量化」後，變成了能量水。

這些泉水幾乎不需作任何處理便可飲用，且甘甜可口。

(2) 良好自然環境和水生態地區的地下水

良好自然環境和水生態就是自然環境沒有受到任何污染，水的循環、流轉天然有序的狀態。地表未經污染的雨水、雪水等一方面直接滲入地下，在滲透過程中，土壤、岩石在過濾淨化的同時，其中的礦物質溶解於水中；另一方面，水源透過植被淨化、利用後再滲入土壤，以相似的過程滲入地下，形成地下水。透過上述的過程，這些水便成為了能量水。與泉水一樣，這類地下水不需任何處理便可飲用，且口感也很不錯。

(3) 人工能量水

隨著科技的進步，人們借助高科技可以生產出類似於天然能量水的水。其生產原理、過程和特點請參見第四章第三節「聰明選用濾水器」。

值得一提的是，無論我們所採用的水處理技術多高明，人工能量水水質都不及天然能量水。

chapter 4

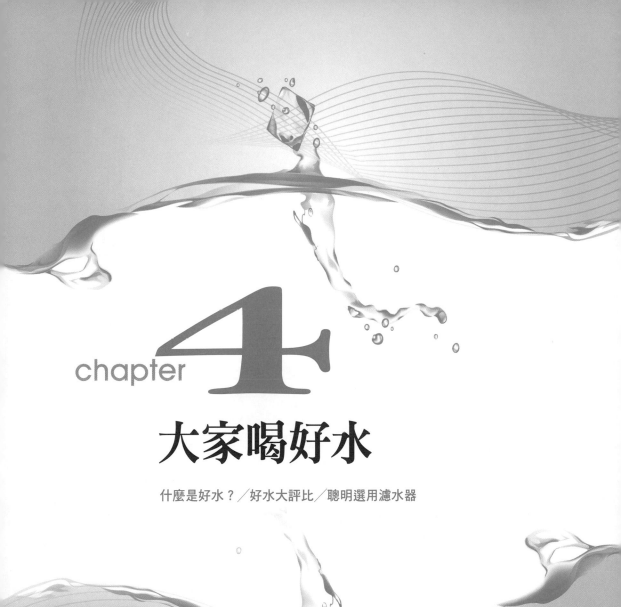

大家喝好水

什麼是好水？／好水大評比／聰明選用濾水器

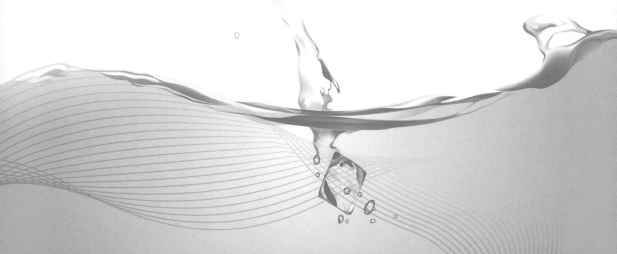

什麼是好水？

據世界衛生組織（WHO）調查顯示，百分之八十以上的人類疾病，百分之五十以上的兒童死亡，都與飲用水的水質不良有著極大的關係。水的品質直接影響到我們身體的健康狀況，「喝好水健康，喝差水生病」已經成為一條真理。

究竟什麼是真正的好水？有什麼標準嗎？隨著人們對健康越來越重視，對飲用水的研究更加深入，經專門研究人員多年的研究並得出結論認為，飲用水至少應達到「七化」標準：

◆**淨化**——不含有害的污染物及微生物，飲用安全；

◆**軟化**——軟硬度適中（以CaCO3計：50～200mg/L）；

◆**鹼化**——ph值呈中性或弱鹼性（7.0～8.0），不會引起體液酸化；

◆**生化**——水溶氧量高（溶解氧含量≧7mg/L）；

◆**礦化**——所含的微量元素呈離子狀態，與人體體液內的含量相似，且便於人體吸收；

◆**能量化**——水分子團小（核磁共振半幅寬度<100Hz）、溶解性好、滲透性較強；

◆**活化**——具有較強的溶解力、滲透力、擴散力、乳化力、代謝力、洗淨力。

只要符合上述「七化」標準的水，才可以稱其為好水，否則就不能算是好水。

目前市面上的礦泉水、純水（蒸餾水）、電解水、鈣離子水和磁化水，是不是好水呢？總體上來看，這些水都是經過嚴格的程式處理過的水，它們或多或少都有利於身體健康，但其特點也不盡相同，現在，讓我們一起來做一個較為全面的瞭解。

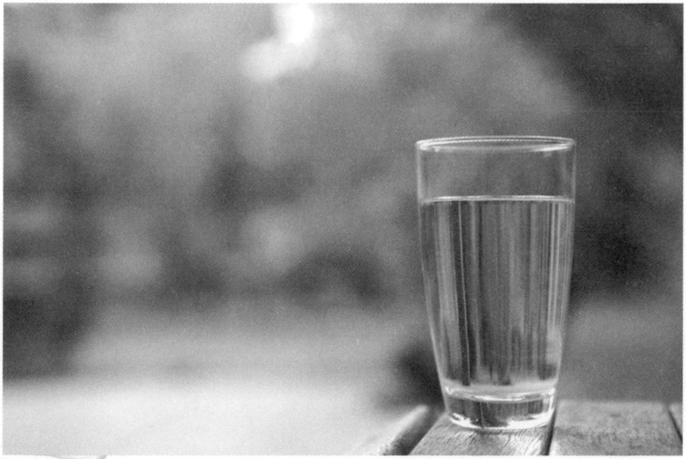

好水大評比

水的種類這麼多種，究竟哪種才是適合人體的需要，才能在人體中產生好的效果呢？現在就讓我們來比一比。

礦泉水

原水

礦泉水是以流經岩石的天然礦泉水，或以天然深層且富含礦物質的地下水為原水。

生產流程簡介

礦泉水的加工處理過程大致由七個環節組成，即原水↓曝氣↓砂濾↓精濾↓臭氧消毒↓灌裝↓密封↓檢驗。

曝氣是指將原水在紫外線下曝曬，曝曬時借助紫外線的光譜能量，讓菌體內的核蛋白質變性，引起細菌新陳代謝障礙，因而喪失繁殖能力，紫外線劑量增大後，菌體因細胞受到破壞致死；砂濾和精濾是指濾掉水中的大小雜質，包括水藻、菌體的殘核、砂粒等；臭氧消毒是借助臭氧具有極強的氧化還原能力，瞬間分解水中的細菌、病毒、細菌芽孢、微生物和機物質；灌裝時，一般採用大小塑膠瓶在無菌環境中灌裝再行密封；最後一道環節的檢驗主要是檢查礦泉水中細菌、雜質等是否超標，由此決定礦泉水是否出廠銷售。

特點

(1) 礦泉水的優點

礦泉水具有不可比擬的天然性。除了在各個環節的衛生消毒要求相當高以外，從礦泉水的加工處理過程來看，礦泉水中既沒有添加防腐劑和消毒劑，又沒有採取加熱的方式進行滅菌，因此礦泉水的天然性得到了較好的保護。

礦泉水含有多種微量元素和成分，包括鋰、鍶、硒、鋅、碘化物、溴化物、偏矽酸、遊離二氧化碳等，適量應用可促進人的骨架、牙齒的發育，增強酶的活性、增加細胞的通透性等。

(2) 礦泉水的不足之處

微生物污染仍然是礦泉水加工處理過程中較難以解決的問題，此外，礦泉水透過臭氧消毒時，水中難免殘留一些臭氧，從而對礦泉水的品質造成一定的影響。

礦泉水中除了有益的元素外，還保留了沒有或無法分離掉的有害微量元素如鉛、汞、鎘等。

適宜與不適宜

(1) 適宜人群

礦泉水所含的微量元素是我們身體所需礦物質的最佳來源，對鈣、鐵元素流失嚴重的老人、正在生長發育的兒童、身體缺乏微量元素的人士而言，優質的礦泉水對身體健康是大有裨益的。

(2) 不適宜者

然而，對身體某些微量元素已經足量的人來說，如再補進去，勢必會在血流、細胞內沉積，長此下去易導致微量元素代謝失調，進而導致身體疾病的發生。如患有高血壓、慢性腎炎、心臟病並伴有浮腫的病人不宜飲用礦泉水，否則會加重原有的症狀。

由此，飲用何種類型的礦泉水、每天的飲用量、飲用多長時間，最好諮詢一下營養專家，以免適得其反。

怎麼選擇好的礦泉水？

除了一般的生產合格證和經營許可證外，還可以特別注意以下幾方面：

(1) 透明度

當然不是指瓶身的透明度，而是指水的透明度，好的礦泉水自然得清澈透明且不含雜質、不渾濁。

(2) 折光率

礦泉水的折光率大於自來水，把自來水和礦泉水各倒入杯中，再在杯中放入一根筷子，礦泉水中的筷子曲折的角度較大。

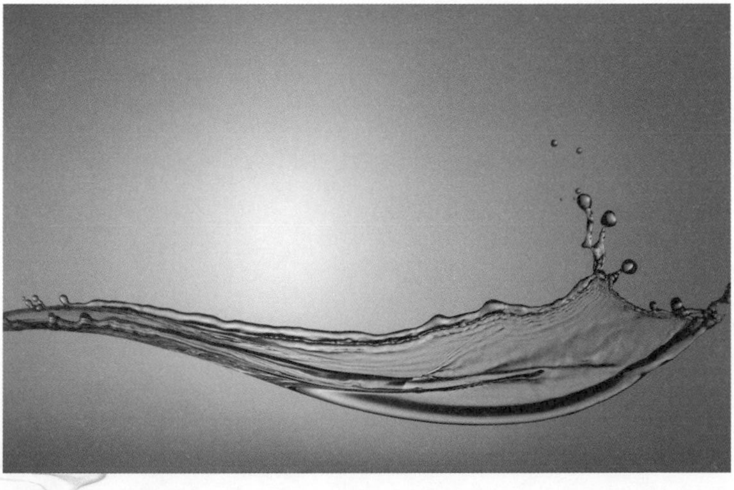

(3) 氣味

礦泉水應是無色無味的，所以一旦有味道，就表示其中有添加物，或是水質不佳。

(4) 比重

礦泉水的浮力較大。將自來水和礦泉水分別緩緩地倒入杯中，較易外溢且浮力較大的是礦泉水。

(5) 熱容量

礦泉水在高溫下，裝礦泉水瓶身會有冷凝小滴出現，但自來水不會。

純水

原水

純水又名蒸餾水，生產純水的原水，一般採用普通的自來水。

生產流程簡介

純水的生產流程是，原水↓砂濾↓活性炭↓微濾（更精細的過濾）↓

軟化↓淨化水↓蒸餾↓灌裝。從原水到微濾這幾個環節，主要是過濾水中的雜質和微生物；軟化是將水的金屬離子去掉；淨化水經過攝氏一百零五度的超高溫加熱，並蒸餾成蒸汽，最後蒸汽再冷卻還原成水。

特點

純水經過過濾、軟化、超高溫及再凝結，相比之下，純水是最純淨、衛生的「熟水」。從化學性質看，純水的溶解力極強，攝入人體後，可溶解多年蓄積在體內的毒素，溶解膽、腎和膀胱內的結石，減輕關節疼痛，還可使動脈更具彈性，高血壓趨向正常。同理，純水進入體內也可能溶解帶走細胞內和骨頭中的礦物質，長期飲用不利骨質密度，有造成骨質疏鬆的可能性。純水屬酸性，和呈酸性的血液之酸鹼值差距頗大。

而純水在過濾、軟化和蒸餾等環節，在除去水中有害物質和礦物質的同時，水中有益於人體的微量元素也被一併除掉了。

適宜與不適宜

由於純水已經將水中天然原有的物質都去除了，對人體並無益處，僅對於動脈硬化的人、患結石病的人群、體內毒素蓄積過多的人群很有好處，並不能長期飲用。尤其對患有骨質疏鬆症、礦物質和微量元素缺乏，或需要攝入大量礦物質和微量元素的人群、腎臟功能弱的人，更是不宜長期大量飲用。

怎麼防止買到假純水？

如果喝到假的純水是會影響腸胃功能的，所以在買純水時，還是得特別注意下面五大原則：

(1)水要透明，沒有沉澱物。
(2)購買時可以將瓶身倒過來，看看有沒有滲漏。
(3)最好選擇知名品牌。
(4)一定要在十二天內喝完，以避免微生物污染。
(5)裝純水的瓶子在喝完純水後不要再使用，即使要回收使用，也需要清潔後才能再利用。

電解水

原水

電解水的原水多採用自來水。

生產流程簡介

電解水的生產過程大致是，原水↓預處理↓粗濾（碳棒過濾）↓精濾↓微孔過濾↓（磁化）電解↓殺菌↓離子水↓預處理↓粗濾（碳棒過濾）↓精濾↓鹼性離子水與酸性離子水。

原水流過安裝有活性炭過濾層的整水器進行粗濾和精濾，其中的有害成分和雜質被活性炭層過濾掉，初步淨化後的水再透過膈膜電解和殺菌，最後生成兩種活性的離子水，即從陰極流出來的水為鹼性離子水（供飲用），從陽極流出來的水為酸性離子水（做他用）。

特點

(1) 電解水的優點

從電解離子水產生的過程，我們可以看出它消除了對人體有害的物質，如自來水中的餘氯、有機雜質及細菌、病毒等，更為難得的是，從陰極流出來的鹼性離子水分子團小、滲透力強、呈鹼性，ph值為七·五至八·五，可消除體內的酸性自由基，還保留了一些對人體有益且易於為人體吸收的元素離子，如鈣離子、鎂離子、鉀離子、鈉離子等，較少含有氯、硫酸、硝酸等有害的酸性離子。從陽極流出的水為酸性離子水，呈酸性、ph值為三至六，具有很好的洗滌和漂白作用，通常拿來做消毒劑用。

(2) 電解水的不足之處

電解水在電解的過程中，一些有害的重金屬也隨著有益的離子從陰極流出來，如長期飲用含有重金屬的電解水，對身體有害。

適宜與不適宜

(1) 適宜飲用的人

鹼性電解水適宜慢性下痢、消化不良、腸胃內異常發酵、胃酸過多者飲用，可防治疾病，或改善疾病的狀態。

(2) 不適宜飲用的人

心臟功能不全且服用洋地黃製劑的病人，不宜飲用電解水；腎疾病患者也不宜飲用電解水；正在服藥的人不宜飲用電解水；過敏體質或虛弱體質的人、老年人、兒童，應限量飲用。

電解水的保存與使用

(1) 電解水的保存

電解水可以保存在塑膠容器、冰箱、玻璃櫃裡，保存時必須加蓋或鎖緊瓶蓋，以免被陽光照射後，活性功能降低。

(2) 電解水的使用

如果是經常飲用則最好是用弱鹼水較好；治療疾病則可以用中強鹼水；美容時用中酸性水；消毒則用強酸水，至於一般烹調食物則三種水均可。

鈣離子水

原水

鈣離子水的生產過程與其他的水有很大的區別，嚴格地說，鈣離子水沒有原水，原料（含鈣量高的鈣離子粉）的生產才是關鍵。如果硬要說有原水的話，是指溶解鈣離子粉的水，一般人們多採用蒸餾水或過濾的純淨水作為溶解鈣離子的原水。

生產流程簡介

將純天然礦物質原料，如珍珠、珊瑚、珠貝、牡蠣等清洗、粉碎後，在攝氏三千五百度以上的高溫和高壓、真空條件下，將原料電解並氣化，析出離子晶體，再將離子晶體研磨成粉，從而製造出以鈣離子為主的離子化礦物粉，即鈣離子粉。

我們在市面上買回鈣離子粉後，按照產品說明將不同量的鈣離子粉溶解在水裡面後，便成了不同濃度的鈣離子水。

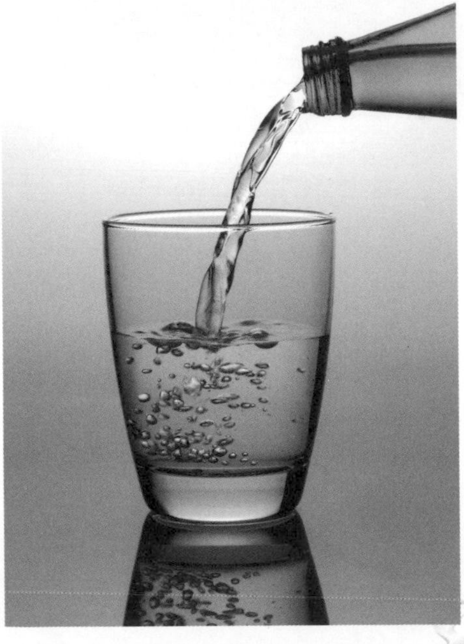

特點

(1) 鈣離子水的優點

鈣離子水中除了含有鈣離子外，還包括鎂離子、鈉離子、鉀離子等對人體有益的金屬離子和元素。

鈣離子水可以代替其他的補鈣品，且鈣離子在人體內呈遊離狀態，不需要再次經過消化過程分解便能直接吸收利用，吸收率高。

鈣離子水被喻為「神水」，可以迅速中和人體內的酸毒，防治多種疾病，如氣喘、咳嗽、便祕、肺結核、高低血壓、肥胖、皮膚病等。

(2)鈣離子水的不足之處

鈣離子粉對水的要求相當高，最好是使用蒸餾水或接近中性的純淨水，否則，水中過多的陰離子會抵消鈣離子等陽離子所應該發揮的效用。其次，鈣離子粉的用量要求很高，需嚴格按照說明上進行作業，飲用起來不方便。再則鈣離子粉的價格不斐，與其他水相比無價格上的優勢。

適宜與不適宜

(1)適宜飲用的人

老年人、兒童以及需要補鈣或身體鈣流失嚴重的人，適宜飲用鈣離子水。一些患某些疾病的人群，如免疫力低下、胃腸的消化功能低下、紅血球減少、血小板偏少、肺結核患者、肝功能衰退、內分泌腺發育不良、神經衰弱、易患皮膚病、肥胖和高低血壓患者，都適宜飲用鈣離子水。

(2) 不適宜飲用的人

身體中鈣元素和鎂離子、鈉離子、鉀離子不缺乏或偏高的人群都不宜飲用鈣離子水，否則容易適得其反，引發疾病。

磁化水

原水

磁化水的原水要求是自然水，即內溶有礦物質，以離子狀態存在，有導電性。

生產流程簡介

磁化水的生產流程大致是原水↓（動、靜）磁場↓切割磁力線↓出水。在動態磁場和靜態磁場生產出來的水的作用各不相同。

原水進入磁場以一定的速度切割磁力線時，水流會發生帶電荷現象，水就被磁化了。在磁化過程中，水獲得能量，分子團變小，水分子的氫鍵連接成的一些締合水分子發生斷裂，水中的氫原子增多，水分子的極性加強，含氧量提高，水溶解力、滲透力、表面張力等物理性質也相應增強。

特點

(1) 磁化水的優點

磁化水幾乎保留了原水的全部優點，而原水中的硝酸鹽類及氯氣經磁化後，不再產生亞硝酸鹽、三氯甲烷等對人體有害的物質。

磁化水中的一些金屬離子，如鈣鎂離子經磁化後，不易沉澱，更易被人體吸收。磁化水富含氧元素，分子團小，能快速滲透入細胞發揮作用。磁化水能殺菌、消毒和滅藻，消除自由基，防治人體多個系統的某些疾病，如可降血脂、血糖、調理腸胃、糖尿病、哮喘、痛風性關節炎，對人體結石有預防和溶解等作用。

(2) 磁化水的不足之處

磁化水的功效保持短暫，離開磁化杯或磁化設備後，其功效會相對減弱直至消失。

適宜與不適宜

(1) 適宜飲用的人

適宜引用磁化水的人包括血脂和血糖偏高者、糖尿病患者、哮喘病患、痛風性關節炎患者、結石病患者、過敏性鼻炎及蕁麻疹患者、單純性肥胖症患者、慢性尿路感染者、慢性胃腸炎患者、扁桃體炎症患者、潰瘍病、慢性結腸炎、脂肪肝患者等等。

(2) 不適宜飲用的人

強磁場有促進鈣離子遊離和鈣結晶鬆動的作用，對大腸菌和酵母菌也有抑制作用，因此老年人、骨質疏鬆患者、腸胃功能紊亂者都不宜飲用強磁場磁化水。

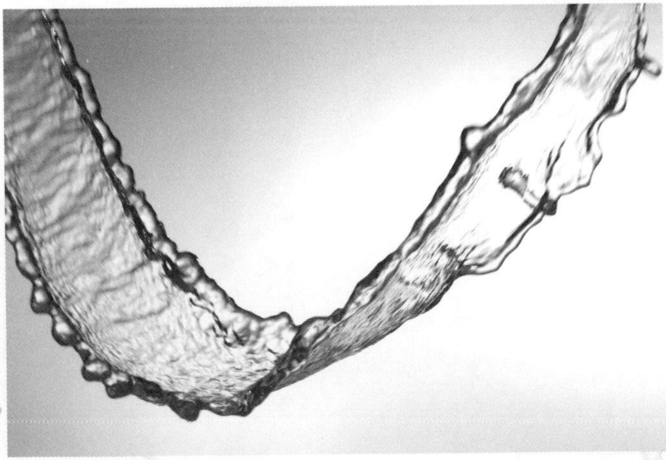

聰明選用濾水器

在前面的章節我們得知，自來水在處理、輸送、儲存等環節容易因外來物質（或微生物）的侵入出現第二次污染，對身體造成危害。在家居生活中，為了消除或降低自來水中所含的有害物質，採用淨水器處理自來水是一種較為簡便的方法。然而，由於市面上淨水器種類繁多，價格高低不一，產品特點各異，消費者在購買時往往會無從下手；很多時候，好不容易買了一台回家，不是被敲竹槓，就是不怎麼實用，成了家裏既占位置又不忍心扔掉的「累贅」。可見，挑選濾水器也是一門大學問。

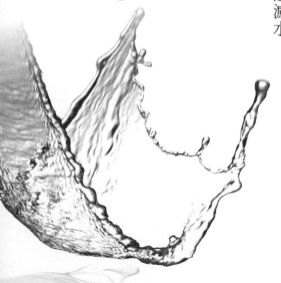

濾水器的核心部件是濾芯（或消毒元件），因此，各種濾水器的最大區別在於濾芯。下面我們就市面上常見的幾種淨水器濾芯及其工作原理做一簡略瞭解，以幫助你購買到稱心如意的濾水器。

活性碳濾芯

原理

活性碳是較早風行的淨水濾材之一，它的材料取自碳化的木材鋸屑、木炭或椰子殼等，然後再用水蒸汽使其活性化。其中，木炭的過濾和吸附能力最強。

作用

吸附硬水中的雜質，重金屬及水管中的鐵銹，消除氯氣產生的臭味，濾掉致癌物質三鹵甲烷，而使水得到淨化。活性碳一般可分為粉狀（由木材鋸屑、木炭製成，品質較佳）和粒狀兩種。

特點

如今活性碳淨水器小巧玲瓏，有的甚至可以直接安裝在水龍頭上。此外，價格也不高，常見的活性炭濾水器大概一千多塊錢臺幣左右。

但活性碳濾使用時間太久易出現老化變黃，淨水流量變小，濾芯也容易因此滋生細菌，所以到了使用期限，便要及時更換。

紫外線燈管

原理

紫外線燈管是紫外線淨水器的核心元件，通電後，紫外線燈管產生具有消毒殺菌作用的短波紫外線。

作用

殺滅原水中的細菌、黴菌和藻類，以達到消毒、淨水的目的。

特點

紫外線消毒可避免因本身材質而使水質有諸如異味、殘留物質等的不利影響。然而，如果水質過於混濁、藻類體過多，或原水中有重金屬、殘留氯等有害成分時，就顯得「無能為力」了。另外，為了保持紫外線的工作，需要經常維修燈管。

中空隙膜

原理

中空隙膜是像通心粉一樣的管狀細線，經由在壁面上鑽出無數個直徑僅為〇・〇一到〇・一微米的超微過濾孔過濾水質。

作用

中空隙膜的孔徑比細菌還小，用於過濾大腸桿菌、赤痢菌、結核菌和化膿菌等絕大多數細菌，以及黴菌孢子、微粒雜質及水管生銹造成的紅鏽汙濁物質等。

特點

除了過濾有害的物質和微生物外，中空隙膜能夠保留對人體有益的礦物質。但它無法消除自來水中的異味，也無法過濾掉極微小的病毒、重金屬離子等對人體有害的物質。因此，市面上的中空隙膜淨水器往往搭配具有輔助功能的淨水器。

離子交換樹脂

原理

離子交換樹脂是一類具有離子交換功能的高分子材料，用於淨水時，它能將本身的離子與水中的異電荷離子進行交換。按交換基團性質的不同，離子交換樹脂可分為陽離子交換樹脂和陰離子交換樹脂。

作用

離子交換樹脂吸附水中的雜質及污染物如硫、氯、碳酸鹽等，使水質得到淨化。

特點

離子交換樹脂最大的特點是可將硬水軟化。然而，市面上人造的離子交換樹脂含有軟性礦物質鈉，可與溶解在水中的鈣、鎂等硬性礦物質發生離子交換反應，從而使水中的鈉離子含量增加。如果家中有高血壓、腎臟及心臟疾病等慢性病患者，或是屬於這類疾病的高危險群，最好不要使用這種濾水器。此外，它本身不具殺菌效果，需定期清洗、更換濾芯，以免細菌滋生。

RO逆滲透

原理

逆滲透是一種水處理技術，是目前相當流行的濾水方式，價格從幾千元到數萬元不等。逆滲透法的原理是，利用水的滲透壓改變來實現自身的過濾與淨化。

作用

清除溶解於水中的無機物、有機物、細菌及其它顆粒等，是透析用水之處理中最重要的一環。

特點

RO逆滲透水處理器可以消除水中絕大多數雜質，很適合水質差的地區使用。不過，由於RO逆滲透把水處理得「太徹底」，有益於身體的礦物質也被一併去除了。此外，不同材質的滲透膜各有利弊。纖維質膜耐氯性，但在鹼性的條件下（ph≧8.0）或細菌存在的狀況下，使用壽命會縮短。

陶瓷濾芯

原理

陶瓷濾芯是以黏土和岩石等粉末燒製成的球狀或板狀的濾芯，每一個淨水器裏面都有無數顆小濾芯。由於黏土及岩石組合比例不同，加上燒製溫度各異，密度各不同，濾水性各不相同。當原水流經陶瓷濾芯時，陶瓷顆粒與和顆粒之間會產生摩擦、碰撞，從而產生電流和磁場，大水分子團藉由被分化成更小的分子團。此外，陶瓷顆粒所含的金屬離子還具有殺菌作用。

作用

陶瓷濾芯讓水具有能量，吸附水中的雜質和微生物，起到淨化原水的作用。

特點

陶瓷濾芯可去除原水中絕大部分較大的雜質，無法完全去除水中的有害化合物，而且必須經常清洗、保養，以免細菌滋生、雜質積聚，而影響淨水功效。

使用帶濾芯的淨水器時，需牢記一些注意事項。例如，淨水器不可以使用熱水，尤其是活性碳濾芯淨水器，若使用熱水，會把吸附的污物帶出來；其他淨水器，除中空隙膜的耐熱性可達攝氏八十度外，均不能使用超過攝氏三十度的熱水作為原水。

總之，無論什麼材質的濾芯都有一定的使用壽命，到期必須及時更換，否則，會喝下更多病菌或產生危險。選購淨水器時，做決定前多加考慮，認真比較永遠不會錯。

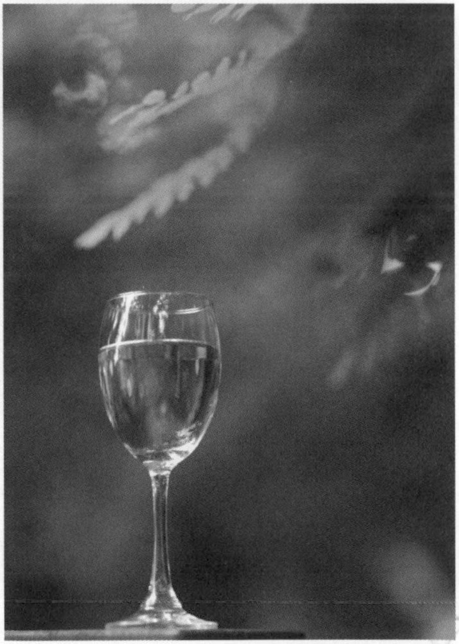

chapter 5

好水大家喝

為什麼應該喝好水？
水參與受精卵的生長與發育／讓下一代更好
女人喝水，越喝越美／男人更該多喝水
健康長壽一把罩

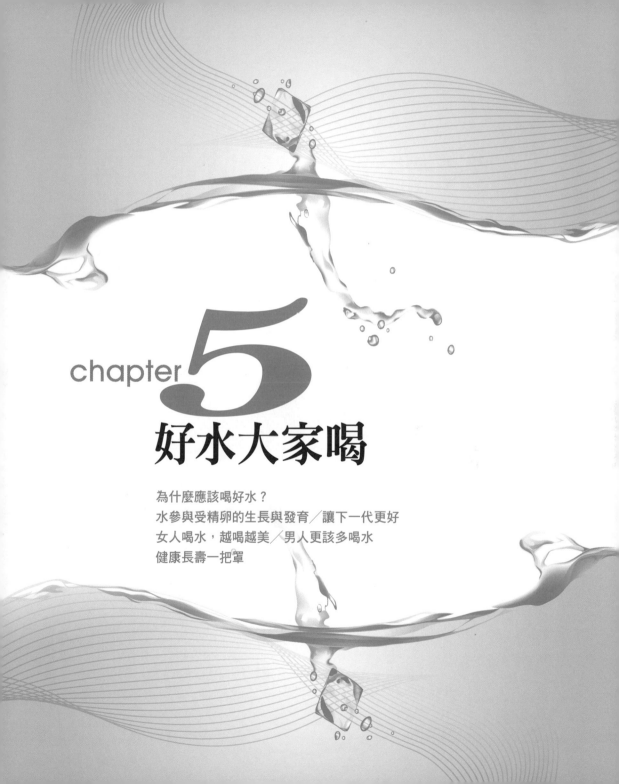

為什麼應該喝好水？

為什麼我們要喝好水，又究竟有哪些人需要喝好水，就讓我們來看一看。

為什麼應該喝好水呢？總之，喝好水好處多多，喝不好的水壞處多多。好水是讓身體遠離疾病、生活有品質的重要保障，不好的水是我們身心疾患的罪魁禍首。透過對比，我們便能對好水與不好的水的利弊有一個清楚的認識：

好水能給身體真正補充水分

我們喝入好水後，幾乎是毫無保留地被身體利用了，不打絲毫的折扣。有些不好的水雖然含有大量的水分，但同時往往也含有其他大量的高熱量成分和著色、提味、防腐的添加劑。雖然有些成分是身體必需的，但它們並不是水，沒有補充水分的作用，更別說對身體有害的添加劑。

好水可快速地達到補水效果

好水進入消化道後，幾乎是暢通無阻地直接被胃黏膜和腸黏膜的上皮細胞吸收，進入循環系統，最後再由循環系統運送到我們的細胞、組織和器官。這一過程相當短暫，耗時約二十到三十分鐘。不好的水中的水分往往與其他成分（如糖分）結合，其他成分在消化道內被分解後，被結合的那部分水才能被我們吸收利用，有些成分的消化分解過程也需要大量的水分，經此過程，不僅無形中減少了攝入的水分，還延誤了補水的時機。

好水給身體帶來益處

好水能為身體帶來許多益處，不好的水卻不能，這是因為有些不好的水中，所含的成分不但對身體無益，反而有害。例如，某些果汁中添加的色素、防腐劑，茶葉和咖啡中的咖啡因，啤酒中添加的甲醛等對我們的身體均不利，甚至有些物質可致癌。

值得一提的是，所謂的好水與不好的水，只是以一般意義上討論的。同一種水，對不同的人有可能是好水，也有可能是不好的水。

比如礦泉水對缺乏礦物質的人來說是好水，對不缺乏礦物質的人來說

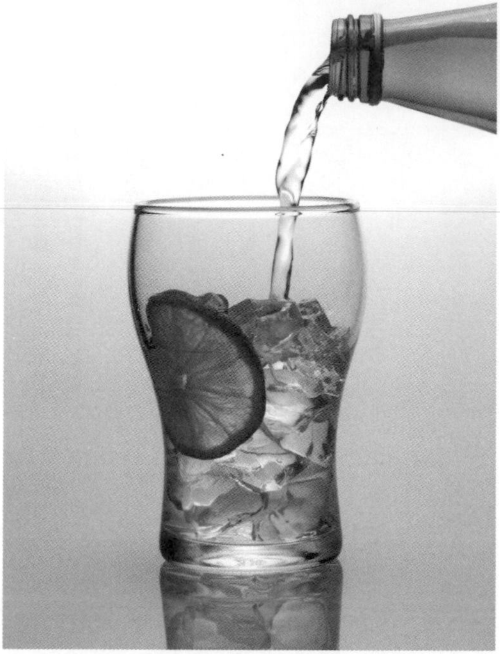

是不好的水；再如運動飲料對運動員來說就是好「水」，對不運動或運動量少的人來說就是不好的水。

因此，在日常生活中，喝適合自己的好水才是真正的好水。

另外，依據營養學的喝水標準，一般正常成年人的飲水量，是以體重乘上三十至三十五，即一位體重七十公斤的人，其日常飲水量至少應在二千一百毫升至二千四百五十毫升。

以下針對各類人的喝水問題做一說明。

水參與受精卵的生長與發育

精子與卵子結合成為一個單細胞後，這個細胞就要不斷地分裂到胎兒分娩，分裂的次數總共可達一百億次之多。從受精卵到胎兒出生，細胞的每次分裂都離不開充足的水分，否則胎兒的生長發育就會受阻。因此，準媽咪必須在喝水上下足功夫後，才能生一個健康、聰明、可愛的寶寶。

準媽咪與喝水

準媽咪喝更多的水的好處

◆運轉養分和廢物

懷孕後，胎兒的生長發育需要準媽咪增加大量的營養，為此，需要大量的水分來吸收和轉運母體和胎兒所需的養分，排出母體和胎兒產生的廢物。

◆緩解孕吐現象

授孕早期，多喝水不僅可避免身體脫水，還可降低血液中引起孕吐的激素濃度。

◆羊水的來源

胎兒生長在一個幾乎完全是水的環境（即羊水）裡，隨著胎兒的生長，羊水的量也相對地增加，足月妊娠時羊水量可達五百至一千毫升，所以，準媽咪對水的需求量自然增加，其增加量可達百分之四十至百分之五十。

◆準媽咪到底該喝多少水？

從大原則上講，準媽咪身體水分的需求量大約為兩千到兩千五百毫升，然而，每位準媽咪柔要注意個人的狀況來飲水，可向醫師諮詢適合自己的飲水資訊來作調整。

當然，準媽咪也不宜過量喝水，否則會增加身體水處理系統的負擔，惡化妊娠水腫狀態。特別在妊娠後期易出現妊娠水腫，為避免水腫更加嚴重，晚上要少喝水，但全天水的攝入量不能減少。此外，針對孕期水腫，除了可喝有利水消腫冬瓜湯、鯉魚湯外，還須控制食鹽分的攝取。

準媽咪的喝水「三原則」

首先，準媽咪一定要喝好水。但是，市面上好水這麼多，到底哪些水應是首選？其原則是：

- 所喝的水含有胎兒身體發育必須的微量元素、礦物質。
- 所喝的水有利於向細胞傳送營養物質、排出廢物。
- 所喝的水親近我們身體細胞。

準媽咪應杜絕的「水譜」

◆久煮或反覆煮沸的水

這些水所含的亞硝酸鹽、砷等有害物質的濃度較高，導致血液中的高鐵血紅蛋白變成低鐵血紅蛋白，大大降低血液的氧氣輸送能力。

◆生自來水

生喝自來水對每個人都是大忌，對準媽咪更是如此。因為，自來水殘留的氯易與水中本處理掉的有機物發生反應，容易生成一種稱為三羥基（3-Carboxyl Compounds）的致癌物質。

◆久置的水

放置超過二十四小時的陳水其含氯有機物隨著水瓶水溫的下降，會分解成可致癌的亞硝酸鹽。

◆保溫杯泡的茶水

因為茶葉浸泡在保溫杯中後，茶葉中的維生素會因持續的高溫面分解，茶水的口感也很差。

◆含有不利於胎兒發育的成分或物質的飲料

有些飲料含有色素、防腐劑、激素等不利於胎兒成長的成分或物質，應杜絕這類「水」。

◆鍋底水

鍋底水是指蒸飯或蒸菜後，留在鍋底的水，也稱為鍋底水。這種水含有大量無法分解的有機質、有害的重金屬等，應杜絕它。

準媽咪應遵循的喝水安排

準媽咪一天應喝八百至一千毫升的水，當然不能一口氣喝完，而是應分幾次喝完。

◆早上補水

早晨起床後，早飯前三十分鐘喝兩百毫升新鮮的溫熱開水（攝氏二十五度至三十度）。首先，早上起床喝水的作用是溫潤、刺激胃腸分泌大量的消化液，促進食欲；其次還可刺激胃腸蠕動，養成定時排便的習慣，避免痔瘡；第三，早晨空腹飲水能很快進入循環系統，從而使血液稀釋，血管擴張，血液循環加快。

◆日間補水

上午至晚飯之前，準媽咪應每隔兩小時喝一次，每次喝約兩百毫升。這段時間喝水，可補充身體耗掉的水分，排除體內毒素。在此期間，絕不能等口渴了才喝，如果到了口渴的地步，說明體內水分已經相當缺乏，這不僅對自己身體有害，對胎兒的生長發育也不利。

◆睡前補水

睡覺之前，可喝有助於睡眠的牛奶一百至一百五十毫升的水。晚上雖然不像白天的新陳代謝那樣旺盛，但也需要水。

胎兒與水

要瞭解水對胎兒的重要性，我們首先要弄清以下幾個問題。

羊水是如何生成的？

羊水的來源是母體血漿。羊水的生成過程大致是：母體血漿流過胎膜，透過胎膜透析後進入羊膜腔（胎兒位於羊膜腔內），羊膜腔的上皮細胞分泌和胎兒的尿液便構成了羊水。

胎兒怎麼「喝」水？

胎兒是透過羊水與母體血漿之間的交換來實現「喝」水的。羊水與母體血漿的水交換極為頻繁，大概一點五小時羊水要交換百分之五十，一天二十四小時內約要換八次之多！

羊水成分一成不變嗎？

羊水的成分包括百分之八十的水，還有少量的無機鹽類、有機物、荷爾蒙和脫落的胎兒細胞等。羊水的比重介於一・〇〇七至一・〇三五間，呈中性或鹼性反應。羊水中的各種化學物質隨著妊娠的進展，也相對地發生變化。妊娠前半期羊水澄清，羊水量相對較少，妊娠後期因羊水內含胎兒脫落的毫毛、皮膚細胞和胎脂等物質，略顯混濁，羊水量也較多。

羊水對胎兒的重要性是什麼？

羊水對胎兒的重要性，就像空氣、水和營養對我們一樣重要。羊水對胎兒的重要性具體體現在：

◆保護作用

在妊娠期，羊水能緩衝腹部外部的壓力或衝擊，避免胎兒受到直接的損傷。

◆恆溫作用

羊水是恆溫劑，能使母體子宮內溫度處於恆溫狀態，避免因溫度波動導致胎兒的肢體發育異常或畸形。

◆抑菌作用

羊水中還有一些抑菌物質，對於減少胎兒感染有一定的作用。

◆緩衝作用

分娩過程時，羊水會形成水囊，可緩和子宮頸的擴張。子宮收縮時，羊水還可緩衝子宮對胎兒頭部的壓迫。

◆潤滑作用

胎膜破水後，流出來的羊水對產道有一定的潤滑作用，易於胎兒娩出。

◆羊水是胎兒的「健康指示劑」

我們能透過羊水瞭解胎兒的生長情況、健康狀況，如透過檢測羊水，可診斷胎兒是否生長發育正常，是否患某種遺傳性疾病、是否出現畸形、胎盤功能是否正常、胎兒的成熟度和母子血型是否相合等。

讓下一代更好

每位父母毫無疑問都希望自己的下一代健康茁壯地成長，於是，想盡辦法滿足孩子的各種需求，這其中自然也包括飲食。

在現實生活中，大多數父母似乎更看重孩子的「食」，對於「飲」好像不太夠重視，只要孩子喜歡的「飲」，基本上有求必應。父母的願望當然都是好的，大多數人因喝水知識的欠缺才出現了一些不恰當、甚至錯誤的作法。在小孩喝水這個事情上，為了避免一錯再錯，讓我們一起來釐清一下大家可能經常遇到的幾個問題。

嬰幼兒的補水原則

水占成人體重的百分之六十，但卻占嬰兒體重的百分之七十至八十之間，可見水對嬰兒的重要，然而，嬰幼兒口渴無法用言語來表達，全靠父母的觀察和注意，像是該換尿布時卻發現沒有尿；嬰兒不斷的用舌頭舔嘴唇等，都是口渴的象徵。

該給嬰兒喝多少水呢？

一般來說，餵母乳的新生兒一天只需要喝一至兩次的水就好了，隨著年齡的增加，餵水的次數也需要增加，實際要喝多少水可以依嬰兒的意思，不要執意強灌。

給嬰兒喝最適宜的水溫

因為嬰幼兒的腸道十分的脆弱，受不了過冷或過熱的溫度，因此，夏天時的水溫宜和室溫相等，冬天也只需要控制在攝氏四十度左右就好了。

如何知道寶寶身體脫水了呢？

嬰兒身體缺水有諸多危害，嚴重者可危及生命。所以，正確辨認兒童的脫水症狀並迅速採取有效的措施是必不可少的。通常，父母透過以下幾點觀察，便可察覺寶寶是否缺水分或脫水：

(1) 觀察寶寶的尿液顏色和小便的次數

如果每天小便次數約為六到八次，小便顏色清淡不濃，即表示寶寶身體不缺乏水分；如果尿液黃濁，小便次數少於六次，表明身體已經缺水了，應及時補充水分。

(2) 觀察寶寶的皮膚、嘴唇是否乾燥

如果皮膚上出現大量皮屑、無光澤、嘴唇乾燥，表明身體已經缺水分了。

(3) 觀察寶寶的淚水

如果發現寶寶眼睛比平時更加凹陷，哭的時候沒有多少淚水或根本沒有淚水流出來，表明身體脫水。

(4) 觀察頭部軟骨

如果發現寶寶頭部中央軟骨凹陷很厲害，表明寶寶嚴重脫水。

兒童該喝多少水？

或許有的父母有這樣誤解：因為孩子還未長成大人，身體比大人小，因而需要的水也相應較少。然而事實是，由於兒童身體正處於成長發育階段，需要比成人更多的水來維持身體的正常功能：輸送身體所需的養分，帶走身體代謝所產生的廢物。為此，兒童每公斤體重需要水約五十到一百六十毫升。

作為父母，應對不同年齡階段兒童的水分攝入量有所掌握，不至於讓兒童喝水不足或過量。

零至一歲

一般而言，哺乳寶寶在半歲內不需要額外補充水分。半歲以上的小寶寶有的已經斷奶，奶水、蔬果汁、嬰兒食品、飲用水都是水分的來源，如果寶寶愛活動或較容易出汗，才可考慮額外補充水分，但一天攝入的水分總量宜控制在一千四百毫升左右。

二至三歲

包括飲料和飲用水九百毫升，食物中的水分四百毫升，每日攝入水分總量約一千三百毫升。

四至八歲

包括飲料和飲用水一千兩百毫升，食物中的水分五百毫升，每日攝入水分總量約一千七百毫升。

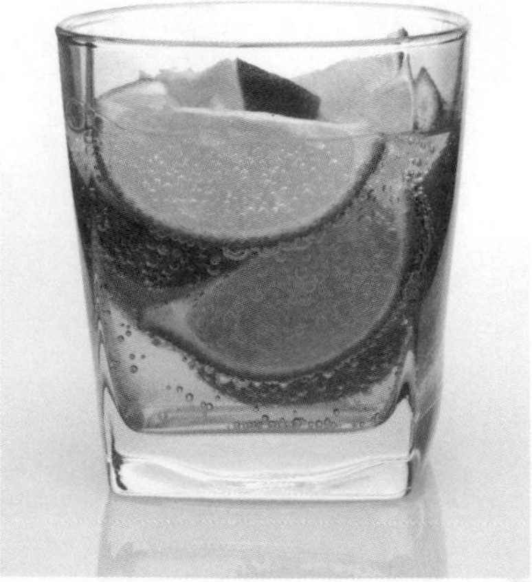

九至十三歲

男孩水分攝入總量兩千四百毫升，包括約一千八百毫升的飲料和含飲用水，食物中的六百毫升水分。女孩水分攝入總量兩千一百毫升，包括約一千六百毫升的飲料和飲用水，食物中的五百毫升水分。

怎麼才能讓孩子主動喝水？

對父母來說，無論自己怎麼苦口婆心地勸孩子，特別是一至四歲的孩子多喝水似乎都沒有多大的用處。怎麼才能讓孩子主動多喝水呢？不妨參照以下的方法去做：

讓孩子喝自己喜愛的飲料

如果兒童喝自己喜愛的飲料，會比不喜歡喝的水多喝百分之四十五至百分之五十。其實，我們所見的飲料都可以達到補水的作用。但有一點需明確，不能因為孩子喜歡喝某一種飲料，便放任他飲用，而不考慮飲料品質。

因為絕大多數兒童都愛喝帶甜味的飲料，對於白開水、礦泉水之類的飲品不大感興趣。其實也是正常的，因為孩子味覺的偏好促使其選擇帶甜味的飲料。然而，一些市售飲料內含有色素、甜蜜素、香精等添加劑，對小孩子的生長發育害處多多。例如，美國專家的研究顯示，過動兒症候群與小兒常攝入含有人工色素的飲食有關。此外，碳酸飲料中的碳酸可腐蝕兒童的牙齒，所含的糖分易導致兒童患齲齒。父母遇到這樣的問題，不能一味地遷就小孩子的偏好，要盡量讓其少喝不利於健康的飲料。

以下的「水」都是兒童所鍾愛的，它們對兒童的身體都有哪些利弊呢？

(1)「酸」類飲料

「酸」類飲料是指人為添加無機酸或有機酸酸味素的一類飲料。包括蘇打水和碳酸飲料，還包括果味飲料。酸飲料所含的機酸易與身體鈣離子結合，影響孩子骨骼、牙齒的發育，還易與攝入的肉、魚、禽等動物性食物相結合，使血液長期處於酸性狀態，導致兒童容易疲勞，免疫力下降。

(2)果汁、蔬菜汁飲料

這類飲料營養較為豐富、容易消化，還含有豐富的有機鹽，可刺激胃腸分泌、助消化，還可促進鈣、磷的吸收，其不足之處是含糖量偏高，本來體重已經超重的兒童不宜過多攝入。

(3) 含乳類飲料

這類飲料由於富含有蛋白質、維生素（D、A、B_2、B_6等）、微量元素如鈣、鐵等，對兒童是一種較為理想的飲品，但仍然不能代替飲水。

(4) 天然礦泉水

天然礦泉水含有對人體有益的微量元素，如銅、鐵、碘、鋅、錳等，對兒童的生長發育極為有利，可大量飲用。

(5) 純淨水和蒸餾水

僅就補充水分而言，純淨水和蒸餾水是一種較為理想的水，還有一個優點是在飲用的同時不會攝入過多的熱量。但對於正在成長的兒童來說，由於純淨水蒸餾水偏酸性，還缺乏微量元素和礦物質，也不宜長期飲用。

為孩子買一個喜愛的小水壺

在超市，讓孩子自己挑選一款喜歡的水壺，隨時裝上礦泉水或其他品質好的飲料。當孩子在玩水壺時，自然會想到要喝水。

讓孩子自己動手製作飲料

父母可以準備一些原料，如水果、冰凍水、水果醬，讓孩子根據自己的喜好製作飲料或水果沙拉，或與孩子一起製作飲料，並放在冰箱裡，隨時提醒他們自己去取用。

為孩子隨時準備富含水分的零食或小吃

在三餐之外，父母可刻意準備一些富含水分的零食，如水果、蔬菜和適合孩子口味的湯品，如銀耳粥、蓮子羹、綠豆湯等。

預防兒童飲水過量

兒童飲水不足對身體發育不利，但飲水過量對身體也有害處。由於兒童的意識不如成年人，喝水量上比較不容易掌控，容易導致喝水過量。此外，兒童水分的代謝系統功能還沒有完善，調節和代償功能也差，容易出現水代謝障礙，其對身體造成的危害，相對成人有過之而無不及。這些危害包括：

水中毒

如果兒童一次或多次飲用過多的水，而腎臟又不能將過多的水分及時地排出，就會導致水在體內瀦留。其危害表現在：細胞外液滲透壓降低，水分進入細胞內，細胞內、外液滲透壓均降低。出現這種情況後，輕者易出現頭昏腦脹，重者會神智恍惚，意識出現障礙。

腸胃功能紊亂

兒童劇烈活動後，如果立即喝大量的水，易引起胃腸損傷或胃腸功能紊亂。因為劇烈活動後，胃腸道血管處於收縮狀態，身體的大部分血液集中於肌肉組織，大量喝水後，水分在胃腸道積蓄，使人產生飽脹感。不僅如此，消化道過多的水分可沖淡胃內消化液，使胃腸消化功能降低，食欲減退，久而久之，還可能導致胃黏膜病變。

增加心、腎臟負荷

過量飲水後，血容量急劇增加，心臟負擔相應加重，心肌需強有力的收縮和舒張才能完成血液的代償。同樣，腎臟在短時間內要排泄出大量水分，也會加重其工作量。

頻尿和遺尿

由於兒童排尿的調節功能還很不穩定，若喝水過多，頻繁地排尿可造成排尿系統失靈，導致頻尿或遺尿。

女人喝水，越喝越美

水對女人來說，尤其重要。常言說：「女人是水做成的。」事實也是如此，因為水在保持、增進女人容顏美麗方面有舉足輕重的作用。

水可以滋潤肌膚

女人的美是看得見，從哪裡看呢？皮膚。女人皮膚的真皮中，水分含量達百分之九十以上，比男人高出好幾個百分比，說女人是水做成的一點不為過。讓我們看看水分對女人皮膚的重要性。

女性皮膚保持年輕態有哪些指標呢？

有彈性

皮膚彈性是從何而來？一是皮膚真皮中的三種纖維，即彈性纖維、網狀纖維和膠原纖維，除了攝入大量構成這些結構的營養成分外，還有就是這些結構的細胞中有充足的水分。二是有較多的皮下脂肪組織，脂肪組織細胞中也得有充足的水分。

有光澤、細膩

皮膚有光澤是因為皮脂腺分泌的皮脂充足，皮膚角質層的水分充足，無過多的角質細胞脫落，因此皮膚顯得有光澤而細膩。

皺紋無或少、無明顯的肌肉下垂現象

由於皮膚真皮纖維內包括水分在內的營養功能正常、皮膚下面的肌肉組織緊致有力，皮膚的皺紋無或少，或比實際出現的時間要晚。

癒合力、抵抗力強

年輕態的皮膚癒合能力很強，受損後能很快恢復；同時，也不易受到外界病菌的侵擾，這些都與皮膚水分充足有著直接或間接的關係。

(1) 水分讓皮膚遠離過敏的困擾

皮膚研究人員證實，角質層水分降低表明皮膚的屏障功能下降，皮膚對水溶性物質發生刺激反應的可能性增加。這就是為什麼乾燥季節，皮膚尤其易出現過敏。總之，皮膚水分充分、油水平衡，皮膚的屏障功能就能很好地發揮出來，一些引起過敏的物質、致病的細菌就無從下手。

(2) 水分讓皮膚遠離痘痘的煩惱

痘痘是美麗皮膚的大敵，而引起皮膚痘痘的因素相當複雜，其中，缺乏水分也是一個不容忽視的因素。為什麼呢？因為如果身體缺乏水分，排泄系統和泌尿系統便無法及時地將身體的毒素代謝並排出體外，會加重痘痘的狀態。

怎麼喝水才能水噹噹

要想讓自己「水」噹噹，還必須做到全方位、多層次補充水分，做到多管齊下。

對女人而言，二十五歲之後，特別是四十歲後，由於新陳代謝力降低，肌肉和膠原蛋白合成相對減少，皮膚變薄，皮膚的保水能力下降，身體更容易缺水。由此看出，女人及時足量地補充水分是何等重要！

想變「水」的準備工作

◆身體上的準備

在補充水分前，先要很清楚的知道身體是否有足夠的能力處理進入身體裡的水分，簡單說，就是要知道消化道是否能吸收身體所需要的水分、循環系統能否運轉消化道的水、泌尿系統能否排出身體所代謝的廢水。

假如患有消化道疾病如胃炎、胃潰瘍、急慢性腸炎的患者，就可能無法充分吸收我們攝取入的水分；循環系統也會因為某些疾病或問題，無法運送水分，身體自然也無水可用。此外，假使被身體利用過的水，如不能及時地排走，也會成為身體的累贅。所以身體水處理系統的「故障」，不僅會極大地損害健康，美麗也終會「泡湯」。

◆心理上的準備

喝好水確實對身體好處多多，但是如果我們心理狀態不佳甚至出現毛病，就有可能讓好處變成壞處了。

這是由於不良的心理狀態對身體會產生許多負作用，容易造成人體消化系統對養分，包括水吸收欠佳；血管產生痙攣，皮膚供血和供水不足，從而皮膚無光澤、皺紋多、早衰；排泄系統對水分的排出不利，造成毒素的瀦留，直接危害身體等。因此，女人要想美麗健康，心理健康問題不容忽視。在日常生活中，應做到心情愉悅、放鬆、選擇合適的方式渲瀉不良情緒、排解心理上的壓力等等。

在對的時間喝對的水

女人想要讓自己「水」噹噹，喝水是第一要務，當然也是一門十分高深的學問。如果只要是「水」就不加任何考慮地胡亂喝一通，就會與喝水初衷背道而馳，其他方面的努力全都是「白搭」。女人喝水的關鍵是喝適合自己的水，並把握好喝水的時機。這兩點做到了，便與「水」噹噹相當接近了。

早晨慎補水

大多數愛美女性把起床後喝第一次水視為每日的必修功課，很多專家也提倡起床後空腹喝一杯水，使血黏度降低、潤腸通便，進而美麗肌膚……但真的只是單純的喝一杯水就可以達到這麼好的效果嗎？該怎樣補充水分才更健康呢？要注意些什麼呢？其實，早餐前的水分補充要因人而異。

像是身體消瘦、皮膚慘白、畏寒怕涼的寒性體質，早餐前最好不要喝低於體溫的牛奶、果汁或涼水，宜飲用略高於體溫的熱水。

有些人會在空腹時喝鮮榨的蔬果汁，這雖然是一種不錯的飲品，但早晨空腹喝還還是會擔心刺激腸胃，最好和早餐一起搭配較好。

如果不參加重體力勞動或高強度運動，早晨補充水分應遠離食鹽和高熱量飲品，如肉湯、糖分重的果汁等。

餐前先喝水

「餐前先喝水」這個觀念一般總被用在「減重」上，但其實，餐前補充水分可潤滑食道，養胃、促進食欲，不但不會沖淡胃液影響消化，對身體還有很大的好處。

一般來說，餐前喝大約一千毫升常溫的果汁、優酪乳，可以使腸胃有飽足感，還可以幫助吸收，此外，也可以飲同量溫熱的冰糖菊花水、淡淡的茶水，或是一小碗開胃湯，還有開胃的作用呢！

從食物中取水

水不只靠喝的，還可以從食物中攝取，因為除了乾燥食品外，幾乎所有食物都含有一定量的水分，如米飯含水量達到百分之六十；稀飯高達百分之九十以上，有些蔬菜水果的含水量更是十分高，像西瓜有百分之九十五的含水量；白蘿蔔則更是高達百分之九十九水含量……

換句話說，如果我們每天吃五百公克蔬果，相當於喝了兩杯水（三百至四百毫升），再加上三餐的其他食物和三餐外的零食，獲取一千五百至兩千毫升的水分並不困難，可見喝水是一件不用「專程」去做的事，對於沒有養成喝水習慣的人來說，利用食物來補充水分也是一件不錯的事！

排水

又稱為「利水」。利水就是將身體裡多餘的水分給排出來，這和喝水一樣重要，因為身體裡若是有多餘的水分，則會出現水腫，甚至水中毒的狀況，平時只需要注意攝取西瓜、茶、咖啡等，可以幫助促進身體水分的排泄，同時也能排出對身體有害的毒素。

此外，膳食纖維，如雜粗糧、蔬菜水果等，也具有排水、排毒的功用，它能在腸道內與大量水分結合，利於排便。

運動飲料與生理食鹽水

相信大家對這兩種水都不陌生，但有些人可能不知道，這兩種水可不是隨便什麼時候都可以喝的。

運動飲料的最佳飲用時機是運動後，或腸胃疾病後，為什麼呢？因為運動飲料含有少量的糖分、鈉鹽、鈣、鎂、鉀和多種水溶性維生素，不但可以補充水分，還能補充運動中消耗的營養物質，這一點是一般水無法取代的。

至於生理食鹽水，你一定聽過它被用在處理傷口上，但其實它除了能夠洗傷口消毒外，還有以下幾個用途：

◆大量流汗後補充身體丟失的水分和鹽分；

◆嚴重脫水時，如嚴重腹瀉之後，補充由腸道丟失的水分和鹽分，維持身體電解質的平衡；

◆淡鹽水漱口還可清除口腔內的細菌，減輕口咽部的炎症。

因為每一百毫升的生理食鹽水中就含有約一公克鹽分，所以並非人人適合飲用，心臟功能不好、高血壓、腎炎都不適合飲用淡鹽水，否則會加重血液粘稠度，不但無法緩解口渴，還會使血壓升高。

上班族喝水時間表

通常情況下，女人每天至少喝一千毫升好水，乾燥的春、秋季每天至少應喝上一千兩百毫升好水。當然，水也不是一次喝完，也要循序漸進地喝。對於上班族，怎樣來安排自己一天的喝水時間和喝水量呢？下面介紹一個完整的喝水「日程表」，供上班族參考。

時間	喝水量與作用
AM 6：30	起床後，立刻喝下一杯水。 經過一個晚上的睡眠後，身體裡的水分蒸發，會呈現缺水的狀況，因此，起床後隨即喝兩百毫升的水，可幫助身體排出毒素。
AM 8：30	進辦公室，喝水是第一件工作。 不管是搭車、走路或是騎車，從家裡到辦公室的這一段路，身體裡的水分也會大量的流失，因此到辦公室後，別急著坐下開電腦，或是和同事聊天，先倒一杯至少一百五十毫升的水，分幾次慢慢飲下，才是最正確的。
AM 11：00	空調環境中，別忘了補水。 在空調房裡工作一段時間後，別忘記給自己再倒一杯一百五十毫升的水，補充流失的水分，緩解緊張的工作節奏。
AM 12：30	吃完飯，喝水助消化。 吃完了午餐你都在做什麼？坐著聊天還是趴著睡覺？別呆呆的坐著了，吃飯後起來走走，做點簡單的運動，半小時候後喝幾口水，不但可以幫助消化，還能夠防止肥胖。
PM 15：00	下午茶，別只會吃甜點。 在辦公室裡，每到下午就難免「相召」一起吃蛋糕或甜點，其實，這段時間可以來一杯咖啡或淡茶，不但可以提神，還能夠達到補充水分的目的。當然，不喝茶或咖啡的朋友也可以來杯礦泉水，也能讓自己神清氣爽。

PM 17:30	下班前，在身體裡存點水吧。 就要下班了，在離開辦公室之前，最好再喝一杯兩百毫升的水，讓水分存在體內，一方面可以讓回家的路上，身體不會流失太多的水分，另一方面還能增加飽足感，才不會一路吃回家。
PM 22:00	睡前，喝水算著喝。 大家都知道睡前喝水容易半夜起來上廁所，導致睡眠品質不好，所以，睡前的水分補充就得計畫好了。時間最好是距離睡前有半小時到一個鐘頭之間，水量則是不要超過一百五十至兩百毫升，至於種類呢，水或牛奶都能讓人儘快進入夢鄉，做個好夢呢！

外在的補水——泡澡

我們可能平時沖澡較多，但如果你想皮膚美麗得「水」噹噹，這個習慣就要改一下了。泡澡可加速身體的血液循環，使肺與皮毛的氣血相通，及時地將身體裡的毒素排出，然而，要特別注意的是，在泡澡前，最好先喝上一杯淡鹽開水或花果茶，而水溫則以攝氏三十度左右為宜，時間為三十分鐘最好，在泡澡的過程中，不必過分揉搓皮膚。

泡澡可以幫助我們的皮膚攝取水分，使皮膚的毛細孔充分的打開，得到滋潤，但是，對有高血壓、動脈硬化、冠心病等慢性病的人來說，就要特別注意水溫，否則極容易發生像是心肌梗塞等意外。

男人更該多喝水

男人的工作性質、生理結構、身體條件注定了男人要多喝水，其喝水量通常要多於老年人、同齡女人和兒童。然而，由於不少男人工作繁忙，很多時候都顧不上喝水或不重視喝水。結果，身體健康狀況每況愈下，更為糟糕的是，自己仍全然不知是什麼原因造成的。作為家庭的中流砥柱，男人很多時候都要獨當一面，如果僅因為喝水造成身體出問題，進而影響生活、事業，確實很不值得。

作為男人，應如何從喝水入手，管理好自己的身體呢？請不妨從以下的問題中尋找答案：

多喝水對男人有什麼好處？

這要從男性獨特的生理結構進行分析。中醫認為，男人的根本是腎，男人身體是否健康，很大程度上是由腎來決定的，腎臟出了毛病，會累及其他器官。而水對於維持腎的正常功能、減輕腎臟的負擔、預防前列腺疾病方面，都能又可替代的作用。

多喝水對腎臟有好處

因為多喝水，小便量和排尿的次數自然增多，大量的水分透過腎臟時，帶走身體產生的廢物，正如清潔工人清理垃圾，一台手推車要運一天，多台的手推車的工作效率就多好幾倍，可能幾個小時甚至幾十分鐘就完成了相同的工作量。因此多喝水，廢物在腎內滯留的時間越短，對腎臟的健康越有利，也減少了腎臟的壓力。

多喝水對前列腺有好處

前列腺是男人最大的副性腺，它與腎的關係就好像一條河流的上游和下游，腎在上游，前列腎在下游，如果上游有充沛的水源補充下游，沖刷河道（輸尿道、膀胱、前列腺、尿道），就會避免因乾涸出現的各種問題，如膀胱結石、前列腺炎、尿道感染等。

多喝水對性功能有好處

男性如果體水分充沛，性器官才能維持正常形態，陰莖勃起或充盈順暢，精液大量生成。而且，由於營養素和代謝產物能及時運輸，性生活後疲勞感可很快消除，性欲較為旺盛。

男人為什麼要比老年人、同齡女人和兒童多喝水呢？

這要從生理結構、工作強度、工作性質等方面來進行分析。

男人的生理結構決定男人要多喝水

男人（老年男子除外）身體的水分約占體重的百分之七十，比同齡女人約高出五個百分點。男人身體水分為什麼比女人的要高些呢？因為，通常男人的肌肉比女人的多約百分之二十，肌肉含水量為百分之七十，肌肉運動時，需消耗熱量，在熱量的消耗過程中，離不開水的參與。不僅如此，男人還需要更多的水分維持肌肉的正常生理功能。

勞動（或運動）強度決定男人要多喝水

大多數高強度的勞動和劇烈的運動都是男人的「專利」，在勞動（或運動）過程中，會流許多汗，因此，在勞動（或運動）過程中或勞動後，都需要補充很多水分。勞動（或運動）強度越高，環境空氣的流動性越差，流失的汗也就越多。比如，一小時的有氧舞蹈或中低強度的慢跑可流出約五百毫升的汗，在烈日下打籃球，流失的水分則可達一千毫升。

工作性質決定了男人要多喝水

有些工作需成天待在戶外，如建築工人、修路工人等，由於日曬或風吹的原因，身體的水分透過皮膚被大量蒸發掉，也需要相應大量地補充水分。

男人每天應該喝多少水才合適？

當然，這個問題也沒有一個絕對的標準。因為，一天飲水量的多少與男人的體重、職業、季節、運動量等因素有很大的關係。通常，撇開飯菜、湯、水果等食物攝入的約一千毫升水分，男人每天需喝水一千兩百毫升，比同齡女性多喝百分之十到十五，比老年人多喝百分之二十。此外，如果工作和運動強度大、環境十分悶熱導致出汗特別多的情況，喝水量還應更多些。

應堅持什麼樣的「水譜」、喝水量和喝水時機？

由於男人從事的工作差別極大，到底應喝什麼樣的水，喝多少也要因人而異。工作強度大的男人與工作強度小的男人所喝的水會有所區別。

勞動強度不同，喝水量和時機不同

對於高強度勞動（或運動）的男人來說，應分為前、中、後三階段補充水分，具體作法是：勞動前補充約五百毫升的水，勞動過程中每隔約十五分鐘補充一百到一百五十毫升的水，勞動後盡量補充水分。適宜喝的水有礦泉水、淡鹽水（濃度為百分之○・九）、水果汁、葡萄水、汽水等含電解質高的飲品，如果高強度勞動持續一小時以上，飲用適量的運動型飲料是不錯的選擇。

對於低強度勞動（或運動）的男人來說，可分為兩個階段來補充水分，即勞動中每隔約二十到三十分鐘補充五十至一百毫升的水，勞動後適量補充水分。適宜喝的水包括礦泉水、純淨水、茶水等，對於辦公室工作的人來說，喝茶或白開水即可。

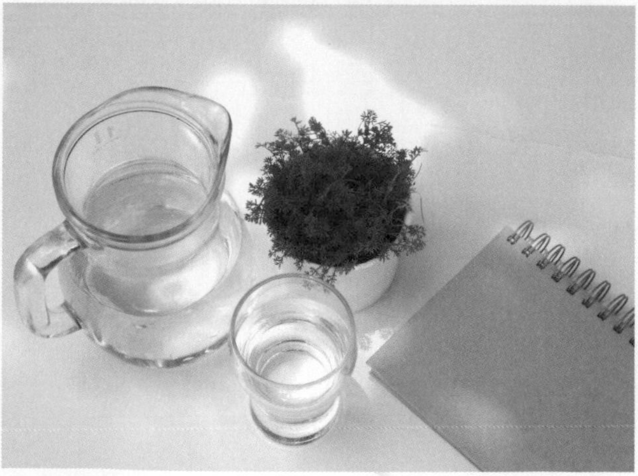

時段不同，喝水量不同

早上起床後一般適宜喝溫熱的白開水，如果要參加強度高的勞動，可考慮喝一杯淡鹽水，如果有便祕問題，可喝一杯蜂蜜水。早上喝水量以兩百五十毫升為宜。睡前三十到六十分鐘，宜喝兩百毫升礦泉水、白開水或牛奶，以利稀釋血液、促進睡眠等，不宜喝濃茶水或咖啡，否則可使大腦興奮，影響睡眠品質。

男人可依靠酒類來補充水分嗎？

日常生活中不少人在類似問題的認識上還存在一些誤解。他們認為，特別在夏天，喝啤酒後就不必喝水了，因為啤酒中含有大量的水分，可補充自己身體所需。在此，我們姑且不談啤酒中含有酒精和一些添加劑對健康不利，啤酒中所含的麥芽糖易致人發胖，在正餐中飲用大量的水分可沖淡消化液，對食物消化不利，啤酒不宜當水喝。葡萄酒和白酒所含的水分本來就少，更是無法替代喝水，不僅如此，酒精在分解過程中還必須消耗體內大量的水分，造成身體脫水。這就是為什麼，喝酒後會感到口渴的緣故。

健康長壽一把罩

水在老年人健康長壽方面也非常重要，甚至是具有決定性的作用。由於老年人記憶力大為減退、運動能力喪失或有某些疾病，如健忘症，所有這些問題都可能導致老年人飲水量比身體實際所需的要少。不僅如此，由於多年養成的不良喝水習慣、喝水知識方面的欠缺，致使老年人沒有正確地喝水，或沒有喝有利於健康長壽的水，這些因素可直接影響老年人的健康。

因此，老年人想要安度晚年，活得健康、自在、有品味，在喝水這件事情上，需弄清以下幾個問題：

不渴也要喝

想必不少老年人心中有這樣的疑問：「我沒有感覺到口渴，身體也沒有感到不適，有必要喝水嗎？」答案是：相當有必要！

因為，我們進入老年後，口渴中樞神經不如年輕時那樣敏感，即使身體缺水也不會「命令」我們喝水，身體漸漸喪失了感知口渴的能力，從而身體容易經常處於缺水狀態。其次，某些藥物也可能影響老年人感知口渴的能力。

每天應喝多少水？

老年人與年輕人在水分的需要量上並無太大差異，只是在性別上有些差異。一般來說，老年女性每天需要從飲料和食物中攝取的水分總量約十一點五杯（約一千八百毫升），而男性則需約十六杯（約二千五百毫升）。當然，身體患有不宜多喝水的疾病另當別論。

老年人應遵循的「水譜」

根據老年人的身體特點和條件，不宜喝會導致鈣質流失的水，如碳酸類飲料和蘇打水，不宜喝引起肥胖的水，如含糖分很高的果汁，更不宜喝引起或加重高血壓的水，如過鹹的湯，如不宜喝加重某些疾病的水，如糖尿病患者不宜飲含糖分的水。在這推薦幾款老年人可常喝的「水」：

天然礦泉水

天然礦泉水是老年人的較為理想的水，在補充水分的同時，可以大量補充身體所需的微量元素，而不含有任何有熱量的營養成分。

純淨水

純淨水非常適合單純補充身體水分的情況下飲用，不宜長期飲用。

茶

對老年人來說，茶也是一種較為理想的飲品，茶葉中含有維生素、茶鹼、咖啡因等，可有提神、幫助消化等作用。但睡眠不佳的老年人睡覺前最好不要飲用，而胃腸有炎症的老年人則不宜喝濃茶。

鮮榨蔬果汁

鮮榨蔬果汁也是一種非常理想的飲品，一則其所含的營養素較全面，再則蔬果汁的水分子非常接近人體所需的水分子。但肥胖或有糖尿病的老年人，不宜飲用太甜的蔬果汁。

羹粥等「看不見的水」

「看不見的水」是指羹、粥之類的飲食。特別是一些滋補性的羹和藥粥深受老年人的喜愛。事實上，這些「看不見的水」因具有香甜可口、便於吸收、食療的特點，很適合老年人食用。對於藥粥，最好選用藥店配好的中藥材，或諮詢醫生後，根據病情症候合理搭配藥粥的中藥材，以免適得其反。

老年人每天喝水的時間和量有講究嗎？

對任何人而言，喝水時間和數量都很重要，老年人尤其如此。在三餐之間，都可以補充水分，喝水的分量建議一次喝水別太多，因為老年人的臟器衰老，多喝水會加重臟器的負擔，反而對健康不利。以下列出老年人喝水時間表，以便參考，當然也可根據自己的實際情況做出調整，無論如何，喝水應以科學、合理為原則：

起床後

在這個時段，可適量多飲些水（約二百毫升），如有習慣性便祕，每天起床後宜喝蜂蜜水，以補償夜間水分的消耗，預防高血壓、腦溢血、腦血栓的形成，避免發生心肌梗塞和中風之類的危險，還可促進排便。

三餐前約一個小時

餐前約一小時空腹喝水，攝入的水分可快速補充到全身組織細胞，滿足對水的需要，以保證分泌足夠的消化液，來促進食欲，幫助食物的消化和營養的吸收。

上、下午的間隙

對於老年人而言，上、下午的間隙適量喝水，可以補充流汗、呼吸及經尿排出的水分，而且體內代謝廢物也可及時排出。此外，還可以經常喝一些含水多且補身的湯飲（綠豆湯、銀耳羹、熬梨汁）等，或可口且含水豐富的飲品。

晚上睡前一至二個小時

晚上睡覺前一至二個小時飲水，也可以飲用不含糖分的脫脂的牛奶，可以沖淡血液，加快血液循環，並促進睡眠。

夜間喝一杯水

晚上睡覺之前，最好用可保溫的水杯裝一杯水，以便夜間口渴時喝。夜間喝水應是給予老年人特別的「眷顧」，這是由於老年人大都不同程度地存在某些心血管疾病，如動脈粥樣硬化等，血液粘稠度也較高。據測定，夜間喝水（二百至二百五十毫升白開水）的老年人，比夜間不喝水的老年人的血液濃度明顯降要低。也有統計表明，腦血栓的形成絕大部分是清晨起床時才發現的，而猝發時間多發生在半夜。由此可見，老年人在夜間喝水，是非常必要的。

哪些疾病的老年人不宜多喝水？

相對健康的年輕人而言，老年人的身體和健康狀況決定了喝水在數量上有更多的禁忌。對於患有浮腫的老年人、心臟功能衰竭的老年人、腎功能衰竭的老年人不僅一次不能喝水過多，每天喝水的總量也不宜過多，否則會加重心臟和腎臟負擔，還容易導致病情加重。患有上述疾病的老年人具體喝多少水，可向醫生諮詢具體的建議。

老年人喝水的注意事項

根據老年人的身體特點，老年人喝水時還有如下的注意事項：

不要使用易碎的杯子或水壺盛水

由於老年人記憶力差，特別是晚上喝水時，一不小心，易打碎杯子，發生被熱水湯傷或被碎片劃傷的危險。

太冷或太熱的水，不喝

老年人喝水時太貪涼或貪熱都是不可取的，太涼的水（如冰淇淋、冰鎮水）對年輕人可能無大礙，而對老年人可使胃腸道「感冒」，引發消化道炎症，甚至引起「舊病復發」；太熱的水老年人自己感覺不到燙，似乎可以忍受，其實，消化道已經被嚴重燙傷了。

不碰濃茶

濃茶對老年人很不適合，濃茶中含有大量的鞣酸與鐵質結合，導致老年人、貧血和骨質疏鬆，所含的咖啡因可加心血管的負荷，導致心跳加快、心慌、胸悶、心悸、頭暈等症狀。此外，濃茶中的單寧酸還可抑制胃液的分泌，從而妨礙消化，輕則胃腸不適、食欲減退，重則腹脹、腹痛，甚至習慣性便祕、十二指腸潰瘍等症。

不喝隔夜茶

有的老年人因怕浪費，第二天又把第一天的茶沖熱水喝。姑且不說倒掉隔夜茶水不會造成多大的浪費，隔夜茶不新鮮，口感也不佳，維生素等易分解的營養成分消失殆盡，所以應杜絕它。

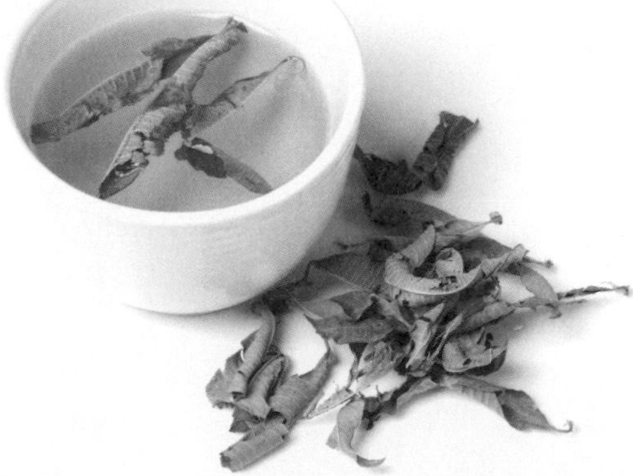

chapter 6

聰明喝水Q&A

Q 1 一天到底該喝多少水？／Q 2 哪些人要多喝水？
Q 3 誰應該少喝水？／Q 4 什麼時候該喝水？
Q 5 冰、溫、熱有關係嗎？／Q 6 牛飲與小酌有差別嗎？
Q 7 特殊情況該怎麼補充水分？／市售飲料停看聽

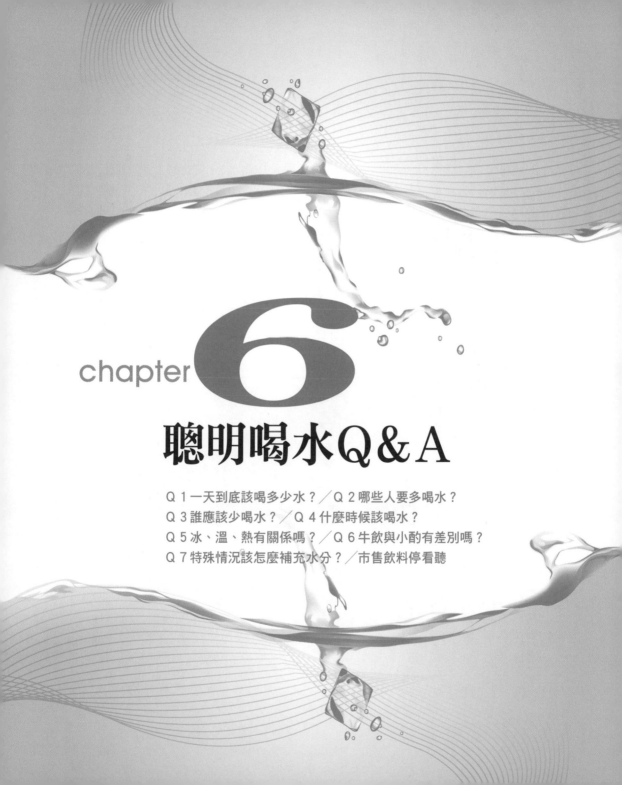

前面的章節教我們認識了一些好水，但是，僅僅認識它們是不夠的，因為即使喝的是好水，若是沒有掌握喝水的時機、喝水的量、喝水的冷熱等方面的知識，我們仍然不能從水中獲得益處，相反的，喝好水同樣可以喝出毛病，甚至把人給喝死。

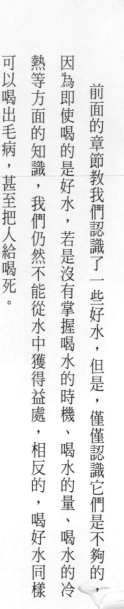

因此，我們為大家整理了一下一般人對喝水的疑問，一一為大家作解答：

Q1 一天到底該喝多少水？

我們每天到底要喝多少水才合適呢？有關網路、報刊和雜誌對於這一問題幾乎沒有一個統一的答案。有的說應喝六至八杯，有的說應喝八至十二杯，有的說應喝一千兩百毫升，甚至有的說應喝兩千五百毫升。應該說，如果我們將這些不同量的水讓不同的人來喝就是正確的，如果將這些水讓同一個人喝就是不正確的。總之，要依每個人的個別情況而有不同調整。

通常情況下，每天喝多少水才是適量的呢？

由於我們身體每天從尿液、流汗及皮膚蒸發等流失的水分約為一千八百至兩千毫升，如果不吃飯光喝水，那麼我們每天得喝兩千毫升才能滿足身體的生理功能所需。

事實上，除了炒貨、乾糧外，我們每天所吃的食物絕大部分都含有一定量的水分，如稀飯中含水量高達百分之九十五以上，大部分蔬菜、水果含有百分之九十以上的水分，雞蛋、豬肉類中有大約百分之七十五的水分，甚至乾果中也含有少量的水分。這樣看來，我們一天真正喝水量應少於一千八百至兩千毫升。以一日三餐中從食物攝取的水分為一千至一千兩百毫升算，我們每天只需額外喝一千至一千兩百毫升就夠了，也就是說，如用盛裝兩百五十毫升的口杯，上、下午各喝兩杯水即可。

Q2 哪些人要多喝水？

不同的人，包括不同身體狀況，如胖人與瘦人喝水量上不同、某些疾病如糖尿病人、痛風病人要相對多喝水，不同職業，體力勞動比腦力勞動者要多喝水等等。

一些疾病患者和服用某些藥物的人宜多喝水，宜多喝水的人群包括：

大量流汗的人

在高溫高熱環境下工作而大量流汗的人適宜多喝水，如夏天的執勤交通警察、冶煉工作、鋼鐵工人、戶外建築工人等，出汗多相應要多喝水，否則易引起身體嚴重脫水。

中暑

中暑的人也是由於身體水分和電解質流失過多而沒有及時補充，因此應多喝含有電解質的水。

孕婦

胎兒的生長發育需要很多的水，因此孕婦要喝更多的水才能滿足胎兒對水的需求。

膀胱炎患者

膀胱炎患者多是由於細菌感染所致，多喝水可加快細菌的沖刷，使疾病盡快痊癒。

便祕

便祕也是由於身體脫水造成的，宜大量補充水分。補充水分後，可幫助腸胃蠕動，順暢排便。

皮膚乾燥者

皮膚乾燥多是由於日曬、風吹，使水分從皮膚表面喪失，或本來由於身體脫水造成的，及時大量補水是必需的。

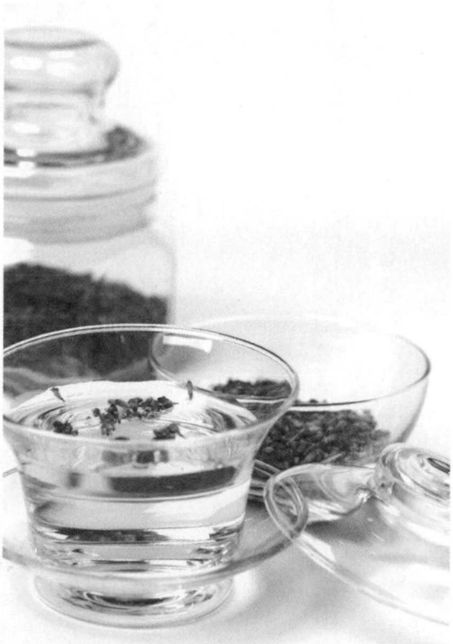

感冒患者

凡是感冒患者都應大量喝水，一方面可以及時排除體內的病毒，另一方面可以透過汗液的蒸發和排尿緩解發燒狀態。

服用某些藥物者

通常正在服用平喘藥、利膽藥、HIV蛋白酶抑制、劑雙磷酸鹽、抗痛風藥、抗尿結石藥和電解質的患者應大量喝水，一方面可為溶解的藥物提供水分，利於身體的吸收，另一方面可儘快排出藥物的代謝物和副產物。

Q3 誰應該少喝水？

水雖然是人體必不可少的營養物質，在體內擔負著重要工作，但是「多喝水有利健康」並不適用於所有人。以下這幾類人在日常生活中，必須控制飲水量，否則會引起大麻煩。

腎臟病患者

慢性腎臟機能不全的腎病患者不宜多喝水，由於慢性腎機能不全或腎臟衰竭病人的腎臟機能逐漸喪失，無法正常地排泄水分和鹽分；再加上體內蛋白質會經尿液大量流失，降低了血滲透壓，過量地喝水會使水腫變得更加嚴重。

心臟病患者

心臟病患者，特別是心臟衰竭的病人，會因腎臟血流與灌注功能不正常，無法使身體水分順利排出，而使全身容易產生水腫。如果飲用過量的水，就會增加心肺等臟器的負擔，甚至誘發低血鈉症，出現噁心、嘔吐、全身抽搐、昏迷等危險症狀。

肝功能異常並有腹水者

肝功能異常的人，除了本身不能合成身體中的血蛋白之外，還常會有腹部、胸部積水的現象會，此類患者非但不宜多喝水，而且還應嚴格限制日常的飲水量，否則會加重水腫症狀。

水中毒患者

若有飲水過量造成水中毒的情況，當然不能再大量喝水，應適量補充一些電解質，緩解水中毒症狀。

浮腫病人

由於腎臟、胃或皮膚對水的代謝功能下降導致的浮腫的情況不宜多喝水，該喝多少水，要徵詢醫生的具體建議。

Q4 什麼時候該喝水？

要想喝出健康，喝水的時機也相當重要，否則就會事與願違，達不到應該達到的效果，甚至喝水時機不對還會引起疾病。

早晨起床後喝水

早晨起床後空腹喝一杯水約三百五十毫升的水，可補充夜裡呼吸、皮膚蒸發掉的水分，幫助胃腸蠕動，促進消化和排便，還有利於體內毒素的排出。

飯前喝水

每餐飯前半小時喝一杯水，增加消化液的分泌，可促進食物的消化和吸收。

飯後喝水

飯後兩個半小時喝水，以促進食物的消化和吸收，避免脫水造成消化不良或補充食物消化過程中消耗掉的水分。

運動前喝水

運動前半個小時喝一杯水，不僅可為身體儲備水分，供消耗所需，而且還可以消耗體內大量的熱量，對想要減肥的人來說是一個好方法。

熱水洗澡後喝水

熱水洗澡後，體內的水分往往要透過皮膚大量流失，及時補充所失掉的水分，可避免血壓和血液的粘稠度進一步升高。

晚上睡覺前喝水

由於人體血液在夜間十一點至凌晨三點的濃度最高，也是最易發生心肌梗塞、腦溢血和心絞痛的時段，睡前一到兩小時喝水一至兩杯，就可以避免上述危險的發生，尤其老年人更是如此。

Q5 冰、溫、熱有關係嗎？

喝水時，水的溫度也是一個不容忽視的問題，溫度太低或太高對身體都不適宜，無論什麼季節，最好是喝與體溫相差不大的溫水，溫度以攝氏三十度為宜。

喝溫水的好處

喝溫水不會因水溫過低或過高刺激消化道，比較能親近身體，及時地為身體所運用。

喝冰水的壞處

有的人認為，在夏天喝冰水感覺很涼爽，似乎對身體不會帶來壞處。這種認識是錯誤的。為什麼呢？冷水（飲料）雖能帶來暫時的舒適感，但飲用冰鎮水（飲料）會導致毛孔宣洩不暢，身體散熱困難，餘熱蓄積易誘發中暑。另一方面對於老年人或胃腸道虛弱的人來說，大量喝入冰水後，輕者引起胃腸道急驟收縮、痙攣，重者使胃腸道不適，甚至引發胃腸道炎症。

喝熱水的壞處

有的人習慣喝熱水，煮沸的水剛一倒出來就迫不急待地把嘴湊過去喝。殊不知，這種習慣甚至比不喝水造成的危害更大。熱水往往會燙傷消化道，容易引起消化道細胞變異，罹患消化道癌。

Q6 牛飲與小酌有差別嗎？

很多人認為，只要把水喝下去，牛飲或小酌都是可以的。特別是在非常的口渴後，有的人往往將一大杯水一飲而下，這樣的喝水法是不可取的。若一次喝水喝得太多太急，不僅容易嗆到，無形中還會把很多空氣一起吞下去，引起打嗝或腹脹、腹痛，尤其是腸胃虛弱的人更是如此。夏天大量出汗後，牛飲還會引起更大的麻煩，包括增加心臟負擔、使血液濃度下降，甚至會出現心慌、氣短、冒冷汗等現象。

無論什麼時候，小酌都不會給胃腸道造成太大的壓力，因此也是提倡的喝水法。正確的喝法是，先小喝一口並將水含在口中，再慢慢吞下，喝完一口後再喝另一口，先喝少量的水，等十來分鐘後再喝少量的水，直到把準備的水喝完。

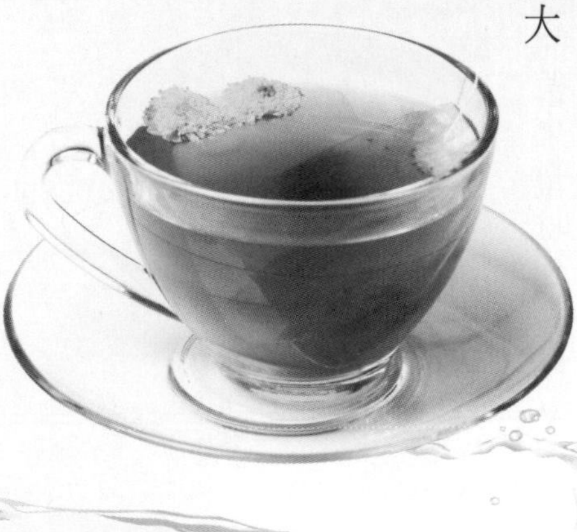

Q7 特殊情況該怎麼補充水分？

由於工作、旅遊，甚至突發事件的緣故，我們所處的境況不像我們在公司或家裡那樣方便，喝水也同樣困難，甚至喝上安全的水幾乎成了大問題。遇到這樣的情況後，需要動動我們的腦筋，克服暫時的不方便或困境。

在特殊情況下的喝水有一個原則：除非已經到了絕境，我們只能喝經過處理過的健康水，或只能使用透過適當處理過的水來煮飯、製作飲品和刷牙等。

旅遊時喝水法

外出旅遊時，身體運動量相對較大，消耗的能量和排出的廢物都較多，喝水需要有一些講究才會有一個愉快的旅行。

喝水要次多量少，即使十分口渴也不能一次喝大量的水，應分多次喝完，一小時內喝水不能超過一千毫升，每次以一百至一百五十毫升為宜，過一小時後再喝。在旅途過程，即使不渴也要喝水，喝水的量可以少一些。

如果旅途中身體運動量很大，流汗水很多，可以適量喝一些鹽水和糖水。如果感覺非常熱，可以喝溫度比身體溫度低一些的水，如攝氏十度至十五度的水，最好不要喝低於攝氏五度的冰水，冬天更不宜喝冷水或冰水。

駕駛時喝水法

駕駛員特別是長途車駕駛員，由於職業的性質，往往擔心多喝水後不方便上廁所，於是刻意少喝水。如果長期缺乏水分且少活動，生殖部位的局部血液循環不暢，容易感染細菌、患前列腺炎、性功能下降，甚至引發不育症。

除了不得已的情況外，駕駛人員應該盡量多喝水。不妨準備一至兩個大杯子，動身前裝滿水，每隔一小時左右喝一小杯，有便意就立即上廁所。

運動時喝水法

對運動員來說，在運動過程中要消耗大量的水分、養分和電解質，因此相應地運動前、中、後都得補充水分、養分和電解質，以維持正常狀態。

運動前補充水分。運動員在運動前補充水分，能為即將投入的運動做好準備，如運動量大、時間長，補充含有水分、能量、電解質及維生素運動飲料為宜，如果運動量小、時間短，喝純水就行了。運動前一小時左右喝二至三杯以上。

運動中補充水分。運動及比賽期間，如運動強度大、時間長（超過九十分鐘），可每隔十五至二十分鐘喝兩百至三百毫升運動飲料，或含百分之六至百分之八糖分的飲料，如果運動強度小、時間短，喝純水即可。

運動後補充水分。運動後恢復期補充飲料和賽前的準備同樣重要。為了消除疲勞，盡快排除能量消耗過程中在肌肉內堆積的乳酸，補充身體消耗的能量，可以喝添加葡萄糖聚合物、麥芽糊精和飲料，以增加肌肉的肝醣含量，縮短恢復期的時間。運動後可不斷地喝水，直到尿液清澈無色（攝入含色素的食物或飲料的情況除外）。

高溫環境的喝水法

高溫環境是指攝氏三十六度以上的工作環境和生活環境，例如執勤交警、建築工人、冶煉工人、築路工人等，比較容易長期處於這樣的環境中。在這樣的環境中，身體的代謝和生理發生一系列巨大的變化，為應對這些變化所帶來的負面影響，避免在高溫環境中發生中暑、嚴重脫水等危險，正確喝水是非常重要的。

及時補充水分和電解質。在高溫環境中連續待一小時以上，身體大量喪失水分的同時，也喪失大量的鹽分，如一公升汗水中就有三公克鹽，因此需要同時補充水分和電解質，不可僅大量補充水分，否則，易引起「水中毒」。具體作法是，於白開水、礦泉水或純水中加食鹽，每五百毫升水加一公克。如長久在高溫環境中工作，至少應每三十分鐘喝兩百至兩百五十毫升的水，但一次不宜喝得太多太急。

如果高溫環境下還伴隨著很大的能量消耗，可參照運動員的喝水法進行水分的補充。水或飲料的水溫也不宜太低，與體溫相同即可。

意外情況時的喝水法

我們在生活中難免遇到一些意外的情況，如突然停水、停電，水源受到化學品或洪水的污染，或野炊、野營時，準備的水受到污染等，使我們不能喝到安全的水，或喝水極為不方便。

遇到意外情況時，無論我們處於什麼樣的境地，不能因為困難，就不管喝下的水是否乾淨、安全；或，自認為身體不錯，乾脆不喝水；一時的疏忽大意往往會引起大麻煩。

遇到意外情況後該如何解決喝水問題呢？

用原始的辦法處理水。在野外，可取溪流的水煮沸後飲用。如果水質渾濁，先用乾淨的布過濾水，若沒有可用的布，讓水沉澱，然後將沉澱過的水煮沸後再飲用，或將煮沸過的水存貯在有蓋子的容器內。

當然，如果在短暫的時間內無水或無安全的水可喝，忍耐一下也不失為一種明智之舉。

市售飲料停看聽

市面上出售的飲料種類繁多，這些飲料究竟是不是好的水？能喝嗎？能喝多少？喝了有什麼好處或壞處？……在購買市售飲料前，不妨先做一些功課吧。

碳酸飲料（品）類

碳酸飲料是指在一定條件（低溫、高壓）下充入二氧化碳氣的工業飲品，不包括經由發酵自身產生的二氧化碳氣的飲料。

分類

碳酸飲料是一個大類的飲料，可再細分為以下幾個類型：

(1)果汁型

如橘子汽水或混合果汁汽水等，這類碳酸飲料的原果汁不應低於百分之二・五。

(2) 果味型

如橘子味汽水、蘋果味汽水、檸檬汽水等，這類碳酸飲料以果香型食用香精為主要香味來源，原果汁含量低於百分之二・五。

(3) 可樂型

可樂型碳酸飲料以香精或類似可樂和水果香型的辛香、果香混合香為香味來源，還含有焦糖色。

(4) 低熱量型

這類碳酸飲料以全部或部分甜味劑代替糖類的各型碳酸飲料和蘇打水，一百毫升的熱量低於七十五千卡。

(5) 其他類型

包括補充人體運動後失去電介質、能量的碳酸飲料，以及含有植物提取物或非果香型的食用香精為賦香劑的碳酸飲料，如運動汽水、薑汁汽水、沙士汽水等。

停看聽

喝這類飲料後，碳酸水或蘇打水在胃中遇熱分解，產生水和二氧化碳。碳酸水和蘇打水分解的過程需要身體的熱量，二氧化碳排出體外要帶走身體的熱量。因此，碳酸飲料是很好的解渴和降溫飲品，特別適合用於夏天消暑、降溫。

然而，碳酸飲料是酸性飲料，飲用後會加重胃內的酸度、刺激消化道，對胃本已偏酸性的人不宜飲用。其次，碳酸水容易腐蝕牙齒。還有，碳酸和蘇打易與身體內特別是骨骼內的鈣結合，導致體內鈣的流失。因此，不宜長期飲用碳酸類飲料。

果汁及果汁飲料類

分類

這類飲料是以新鮮或冷藏水果為原料，經加工製作而成的飲品。

(1) 果汁

根據加工技術的不同，果汁可再細分為三種：

Ⓐ保留原水果果肉的色澤、風味和可溶性固形物的含量，透過機械方法（如壓榨）將水果加工製成未經發酵但能發酵的飲品。

Ⓑ保留原水果果肉的色澤、風味和可溶性固形物的含量，透過滲濾或浸取方法提取水果中的汁液的飲品。

Ⓒ保留原水果果肉的色澤、風味和可溶性固形物含量，在濃縮果汁中，加入果汁濃縮時失去的天然水分等量的水的飲品。

(2)果漿

根據加工技術的不同，果漿可再細分為三種：

Ⓐ保留具原水果果肉的色澤、風味和可溶性固形物含量，採用打漿方法將水果或水果的可食部分製成未發酵但能發酵的漿液的飲品。

Ⓑ保留具原水果果肉的色澤、風味和可溶性固形物含量，在濃縮果漿中加入果漿在濃縮時失去的天然水分等量的水的飲品。

(3) 濃縮果汁

採用物理方法將果汁中的天然水分除去一部分後製成的、具有果汁特徵的飲品。

(4) 濃縮果漿

以物理方法將果漿中的天然水分除去部分後製成的、具有果漿特徵的飲品。

(5) 果肉飲料

在果漿或濃縮果漿中加入水、糖液、酸味劑等調製而成的飲品，在成品中果漿的含量不低於百分之三十，即使高酸、汁少肉多或風味強烈的果肉飲料，成品中果漿的含量也不低於百分之二十。

(6) 果汁飲料

在果汁或濃縮果汁中加入水、糖液、酸味劑等調製而成的混合飲品。在成品中果汁的含量不低於百分之十，如鳳梨汁飲料、梨汁飲料、橘子汁飲料等。

(7) 果粒果汁飲料

在果汁或濃縮果汁中加入水、柑橙類的囊胞或其他水果切細的果肉、糖液、酸味劑等調製而成的飲品。成品中果汁的含量不低於百分之十，果粒的含量不低於百分之五。

(8) 水果飲料濃漿

在果汁或濃縮果汁中加入水、糖液、酸味劑等調製而成的含糖量較高、稀釋後方可飲用的飲品，成品中果汁的含量不低於百分之五。

(9) 水果飲料

在果汁或濃縮果汁中加入水、糖液、酸味劑等調製而成的清汁或渾汁飲品。成品中果汁含量不低於百分之五，如鳳梨飲料、橘子飲料、蘋果飲料等。

停看聽

果汁及果汁飲料類的主要原料是水果及其汁液，還加入了其他的一些營養成分，如維生素、糖分，以及一些輔助原料，如抗氧化劑、防腐劑、香料、色素等。

從營養的角度看，如果生產過程沒有二次污染問題，不添加保持飲料品質和吸引力的添加劑，這類飲料與新鮮水果毫無二致。但是，實際上，二次污染總是難免的，添加防腐劑、色素也是必不可少的，因此不可當作長期的補充水分飲品。

蔬菜汁及蔬菜汁飲料類

用可食的新鮮或冷藏蔬菜（包括蔬菜的根、莖、葉、花、果實）、食用菌、藻類及蕨類等為原料，經加工製成的飲品。

分類

(1) 蔬菜汁

蔬菜汁是向蔬菜加工製成的汁液中加入白砂糖或食鹽、香精和食用色素等調製而成的飲品，如番茄汁。

(2) 蔬菜汁飲料

在蔬菜汁中加入水、糖液、酸味劑等調製而成的可直接飲用的飲品。

(3) 複合蔬果汁

複合蔬果汁是在蔬菜汁和果汁中加入白砂糖等調製而成的飲品。

(4) 發酵蔬菜汁飲料

在蔬菜或蔬菜汁經乳酸菌發酵後形成的汁液中加入水、食鹽、糖液等調製而成的飲品。

(5) 食用菌飲料

食用菌飲料根據原料和加工工藝的不同，可分為兩種：一是在食用菌子實體的浸取液或浸取液飲品中加入水、糖液、酸味劑等調製而成的飲品。二是選用無毒且可食用的培養基接種食用菌菌種，在發酵形成的發酵液中加入糖液、酸味劑等調製而成的飲品。

(6) 藻類飲料

原料為海藻或人工繁殖的藻類，透過浸取、發酵或酶解形成液體，再在液體中加入水、糖液、酸味劑等調製而成，如螺旋藻飲料。

(7) 蕨類飲料

用可食用的蕨類植物，經加工製成的飲品。

停看聽

這類飲料最大特點是含有豐富的維生素、礦物質、微量元素等，所含的營養成分完全可以與果汁飲料媲美，因其還含有葉綠素、大量的纖維素，這是其他飲料所不能比擬的。以胡蘿蔔蔬菜汁飲料為例，它所含有的抗氧化維生素（β-胡蘿蔔素、維生素A等），可啟動免疫細胞、延緩衰老，對外源性致癌物質有較好的抵抗作用。由於在口味方面的考量，現在市場上大多是複合型的蔬果汁飲料，其營養方面可很好的互補。

然而，由於蔬菜經過一定的加工後，喪失了原汁原味，加工過程難免二次污染，其營養成分不如新鮮蔬菜。雖然含有較為豐富的水分，但仍不如喝水的補水效果好。

含乳飲料（品）類

以鮮乳或乳製品為原料，經發酵或未經發酵後加工製成的飲品。

分類

(1) 配製型

以鮮乳或乳製品為原料，加入水、糖液、酸味劑等調製而成的飲品。成品中蛋白質含量高於百分之一．〇的稱為乳飲料，蛋白質含量介於百分之〇．七到一．〇的稱為乳酸飲料。

(2) 發酵型

以鮮乳或乳製品為原料，向經乳酸菌類培養發酵形成的乳液中加入水、糖液等調製而成的飲品。成品中蛋白質含量不低於百分之一．〇的稱為乳酸菌乳飲料，蛋白質含量介於百分之〇．七至一．〇的稱為乳酸菌飲料。

停看聽

含乳類飲料最大特點是可補充優質動物蛋白質，如今的生產技術更是向飲料中添加一些有益的菌類，讓乳質發酵，如乳酸奶、優酸乳等，可調節胃腸功能，不失為一種上好的飲品。此外，在補充身體水分的同時，也可補充必需的營養成分，如鈣、鐵等礦物質等。

由於這類飲品的水分含量有限，即使含有水分，其吸收也不如真正的水那麼快速和有效，也不能代替飲水，更不可長期作為補充身體水分之用。

植物蛋白飲料類

植物蛋白飲料類就是用蛋白質含量較高的植物的果實、種子或核果、堅果類的果仁等為原料，經加工製成的一類飲品。在成品中，蛋白質的含量不低於百分之〇．五。

分類

(1) 豆乳類飲料

製作時，以大豆為主要原料，在經過磨碎、提漿、去腥等技術製好的漿液中加入水、糖液等調製而成的飲品，如純豆乳、調製豆乳、豆乳飲料等。

(2) 椰子乳飲料

以新鮮、成熟適度的椰子為原料，在果肉加工製成後的椰子漿中加入水、糖液等調製而成的飲品。

(3) 杏仁乳飲料

以甜杏仁為原料，向經浸泡、磨碎等技術製好的漿液中加入水、糖液等調製而成的飲品。

(4) 其他植物蛋白飲料

以核桃仁、花生、南瓜子、葵花子等為原料，在經磨碎、去渣等技術製好的漿液中加入水、糖液等調製而成的飲品。

停看聽

這類飲料具有較高的營養價值，不僅蛋白質含量較高，而且還富含不飽和脂肪酸、礦物質、磷脂、多種維生素等。更為值得一提的是，這類飲料所含的營養成分易為人體吸收，有些品種還兼具有治療的作用，如杏仁飲料則具有潤肺作用，核桃飲料具有健腦作用。

雖然植物蛋白飲料營養豐富、易於吸收，但通常含有較高的熱量，對於易發胖的人士不宜大量飲用，還有雖然含有水分，仍然不能代替飲水，因此不能長期作為補水飲品。

茶飲料類

用水浸泡茶葉，經提取、過濾、澄清等工藝製成的茶湯或在茶湯中加入水、糖液、酸味劑、食用香精、果汁或植物提取液等調製加工而成的飲品。

分類

(1) 茶湯飲料

將茶湯或其濃縮液直接灌裝到容器中的飲品。

(2) 果汁茶飲料

在茶湯中加入水、原果汁或濃縮果汁、糖液、酸味劑等調製而成的飲品，成品中原果汁的含量不低於百分之五。

(3) 果味茶飲料

在茶湯中加入水、食用香精、糖液、酸味劑等調製而成的飲品。

(4) 其他茶飲料

在茶湯中加入植物提取液、糖液、酸味劑等調製而成的飲品。

停看聽

茶類飲料的最大特點是茶葉中的營養成分基本上被保留下來，避免像傳統沏泡方法那樣茶葉中的營養成分流失，由於加入了其他的營養成分，茶類飲料的營養成分更加全面，不失為一種好飲品。

然而，也不宜長期飲用茶類飲料，因為茶葉中的咖啡因具有利尿作用，長期飲用反而可造成身體脫水，還有研究表明，茶鹼可加重皮膚的橘皮組織狀態。

固體飲料類

以糖、果汁或植物提取物、食品添加劑等為原料，加工製成粉末狀、顆粒狀或塊狀的飲品。成品中水分的含量低於百分之五。

分類

(1) 果香型固體飲料

以糖、果汁、營養強化劑、食用香精或食用色素等為原料，加工製成的用水沖溶後的色、香、味與品名相符的飲品。

(2) 蛋白型固體飲料

以糖、乳製品、蛋白粉、植物蛋白或營養強化劑等為原料加工製成的飲品。

(3) 其他型固體飲料

原料包括糖、咖啡、可可粉、乳製品、香精，或茶葉、菊花及茅根的提取液加工製成的飲品。

停看聽

這類飲品的優點在於攜帶方便、營養成分豐富、熱量高，需要飲用時，可根據自己的喜好決定添加多少飲料和水。然而，由於很多固定飲料都含有添加劑，再加上熱量高，不可長期作為補水的飲品。

chapter 7

珍惜水資源

地球生病了／污染的水質是不治之症的源頭
還給大地一片純淨／為人類創造長久之福

地球生病了

當人類文明史又翻開了新的一頁，但我們的心情卻變得越發沉重，地球這個唯一適合人類居住的星球，因為人類的自私、貪婪、放縱、不負責……已經烏煙瘴氣、千瘡百孔、傷痕累累、不堪重負。特別是從十九世紀工業革命至今的一百多年裡，人類不斷向地球索要能源和資源，恃無忌憚地向大氣排放毒氣，向河流、湖泊、海洋排放廢水、傾倒廢物……地球早已經生病了，而且十分嚴重！

為了我們和後代子孫還能繼續喝到潔淨的水，並不斷地在這個星球上繁衍下去，對地球的疾患，我們不能再無動於衷了。我們每個人都應靜下心來，弄清地球的症狀，並對病因進行深入的思考後，再好好反省我們人類過去的所作所為，痛下決心修正錯誤，讓地球回復健康。

氣候遽變

氣候惡劣表現在氣候變暖、降水不均、乾旱少雨、「酸雨」、災害性天氣增多、聖嬰現象（厄爾尼諾現象，El Nino：是熱帶大氣和海洋相互作用的產物，原是赤道海面的一種異常增溫現象，現在於全球範圍內的定義是，海氣相互作用下造成的氣候異常）更頻繁地光臨地球等。

病因

(1) 濫砍濫伐

由於人口急驟增長，為了吃飯或滿足日常生活所需，人類不得不砍掉大片的森林種植農作物，開採木材製作家具、造紙等。例如，人類對熱帶雨林的破壞已經到了怵目驚心的地步，每年約有十萬平方公里的熱帶雨林遭到清除。每年遭到砍伐或燒毀的熱帶雨林達十萬平方公里！由於地球植被覆蓋率的銳減，地球對水的儲備和氣候的調節能力下降，直接導致乾旱少雨、降水分布不均勻、災害性天氣增多，如沙塵暴、浮塵、大風、暴雨等。

(2) 溫室氣體

溫室氣體的罪魁禍首就是人類大規模工業化所產生的溫室氣體排放。工業革命後，蒸汽鍋爐、輪船、火車、汽車、飛機等成為燃料（煤炭、石油）的最大用戶和大氣污染的主要貢獻者。大量的二氧化碳、甲烷、懸浮顆粒，在太陽的作用下，產生溫室效應。例如，從一九七五年至一九九九年，地球年平均溫度從攝氏十三．九四度上升到十四．三五度。

(3) 有毒氣體

人們在燃燒煤炭時排放二氧化硫，在冶煉礦石時也會產生大量的二氧化硫，二氧化硫排放到大氣層後，與水汽結合並發生反應生成硫化氫，隨著降雨落在地面，「酸雨」就形成了。

危害

氣候惡劣為人類和其他物種帶來的危害是多方面的、巨大的。這些危害表現在妨礙人們的正常生產、生活，影響人類的健康，危害地球上其他物種的生存條件，甚至導致其他物種的滅絕。

水質惡化

病因

(1) 污水

許多人將化工廠建在江河湖海旁邊，甚至直接將未經處理的污水排放進水裡。據聯合國環保部門的調查報告指出，全球每年排入江河湖海的污水多達四千兩百多億立方米，有五萬五千億立方米的淡水受到污染，這個比例占全球徑流總量的百分之十四以上，且呈逐年上升的趨勢。

(2) 垃圾

有的人把江河湖海當然天然的垃圾場，隨手便把將生活垃圾和工業垃圾直接傾倒在沿江沿海邊，經過洪水和雨水的沖刷，這些垃圾不是污染水源，就是被一些動物當作食物誤食。

(3) 濫捕

人類的貪婪常常建立在其他物種的生命之上。有的人不顧某些物種的生存狀況，大肆捕殺，使其數量銳減、最終走向滅絕。江河湖海裡面少一個物種，就意味著多個物種的消亡，致使有的江河湖死水一潭，毫無生機，水的自然淨化力大大降低。

危害

(1) 其他物種受害

江河湖海是地球上絕大多數物種的家園，一旦受到污染，水質日益下降，許多物種變脆弱、患病，甚至瀕臨滅絕。

(2) 人類受害

一方面人類食用了污染水體的水生物後，也會患病，健康出現麻煩；另一方面，有些遭受嚴重污染的水源根本無法使用，即使勉強能使用，水處理成本大量增加。

荒漠化

病因

地球的荒漠化，表面上看是因降水減少引起的，根本原因並不在於此。

(1) 濫砍濫伐

濫砍、濫伐既是氣候惡劣的重要原因，也是全球荒漠化的罪魁禍首。

(2) 毀林造田、肆意開發

人類為了吃飯、住房往往要毀掉森林、改變土地的原有用途和面貌，結果使森林和土地的防沙和固沙能力下降或完全喪失。

(3) 過度放牧

同樣，為了實現更大的效益，牧民毫無節制地增加牲畜數量，過度放牧使草原的防沙和固沙能力下降或完全喪失，結果黃沙漫天飛。

危害

據聯合國環境保護署公布的數位顯示，沙漠每年以七百萬公頃的速度擴大，導致沙塵暴的浮塵天氣時有發生，影響空氣品質。荒漠化威脅著包括人類在內的所有物種的生存，成為全球性的嚴重環境問題之一。

冰川空前消融

冰川是淡水資源的寶庫，也是世界各大水系的源頭，然而，全球冰川正以前所未有的速度消融，對人類造成的後果也是災難性的。例如，全球所剩下的約十六萬處冰川正快速消融，歐洲阿爾卑斯山的冰川面積比工業革命初期縮小了三分之一，體積減少了一半；從一九一二年至二〇〇〇年，非洲奇力馬扎羅的冰川面積縮小了近百分之八十，目前僅剩一個二・四三平方公里的白色「帽子」。

病因

冰川消融的直接原因就是溫度升高，但根本原因仍然是人類活動導致的氣候變暖、氣候異常、聖嬰現象等。

危害

正如聯合國環境規劃署二〇〇七年世界環境日的主題所宣稱的那樣，「冰川消融，後果堪憂」。

(1) 洪水氾濫

河流源頭的冰川快速消融的直接後果是，短時間內洪水氾濫，給沿江沿河的人們帶來災害。例如，南亞的印度、孟加拉幾乎每年夏天都要遭受洪水的襲擊。除了暴雨外，冰川大量消融也是一個重要的因素。

(2) 河流枯竭

源頭的冰川快速消融後，從長遠來看，江河水流量銳減，甚至斷流，沿江沿河的人們無水可用。據世界自然基金會發布的《世界面臨最嚴重危險的十條河流》的報告，列舉了面臨最嚴重乾涸威脅的十條大河，它們是亞洲的湄公河、長江、薩爾溫江、恒河和印度河，歐洲的多瑙河，南美洲的拉普拉塔河，北美洲的格蘭德河，非洲的尼羅河，澳大利亞的墨累河及其支流達令河。

(3) 人類面臨水荒

地球高山的冰川和極地冰蓋的大量消融，使人類面臨前所未有的水荒。一九五〇年，全球人均淡水儲量一萬七千立方公尺，一九九九年降至七千三百立方公尺，全球三分之一的人口處在水荒的邊緣。

在台灣，由於百分之七十五的降水集中在夏秋兩季，在這兩季內河水比較充沛，但是冬春季節，由於雨量銳減，特別是台灣中南部河流的水已捉襟見肘，河流幾乎乾枯。

(4) 海平面上升

地球南北極冰川大量消融後，海平面將上升，給世界所有的沿海城市帶來麻煩。假如，格陵蘭冰蓋完全分裂並融化，世界上最低的國家荷蘭幾乎會全部被海水淹沒，從印度到孟加拉的相應區域約六千萬人也將失去家園，北京和上海周邊地帶將有幾千萬人被迫往內陸高地遷徙……

(5) 冰川物種受害

冰川大面積消融後，一些植物、動物的（生長）棲息地不復存在，生活習慣發生改變，甚至因不能適應新的環境，逐漸走向滅絕。例如，兩極的苔蘚成片死亡，北極熊、北極狐、企鵝等極地動物數量減少。

地面沉降

病因

由於地下水的過度開採，導致開採區域的地面嚴重下陷和產生裂縫。

危害

地面沉降的危害是多方面的，主要有：

(1) 水資源枯竭

過度開採地下水造成地下水枯竭，人們無水可用。

(2) 引發事故

下陷或沉降的地面既易引起交通事故，也易引起房屋的坍塌事件。

(3) 海水倒灌

沿海城市的地下水過度開採後，容易引起海水倒灌，影響開採區域的地下水水質，腐蝕房屋的地基。例如，台灣西部沿海地下水已超量開採，除了引起地基下沉外，還引起海水浸入，使開採區域土地鹽鹼化。

疾病肆虐

病因

(1) 氣候變暖

由於氣候變暖，一些熱帶疾病將向較冷的地區傳播。例如在一九八五年之後，在非洲尚比亞、埃塞俄比亞和盧旺達的高海拔地區都出現過傳染性瘧疾。

(2) 臭氧層遭到破壞

臭氧層遭到破壞似乎與疾病沒有多大的關係，事實上有很大的關連。臭氧層可阻隔太陽光中大部分的可見光和紫外線，避免了大劑量的紫外線對人類和動物皮膚、植物的傷害。

但是，由於人類在生產、生活等過程中大量產生的氣體，如氯氟烴（CFCs）、氮氧化物、一氧化碳、甲烷等排放到大氣中的平流層後，與那裡的臭氧發生反應而使臭氧被消耗。

(3) 人類生活習慣

由於人類食用了或接觸了感染病毒（菌）的動物，致使一些疾病在人畜、人禽之間廣泛傳播。例如，最近幾年在全球範圍內肆虐的SARS，禽流感等疾病。

危害

(1) 受感染者大量死亡

由於紫外線的輻射增強，使人類罹患皮膚癌的幾率增高，動、植物抗病能力下降。例如，若抵達地球表面的有害紫外線增加百分之一，皮膚癌的發病率將增加百分之二左右，癌症的死亡病例中，皮膚癌占三分之一。再如，一九八八年馬達加斯加高地的一次瘧疾發作，就奪去了十萬多人的生命，給無數的人帶來痛苦。

(2) 損失嚴重

無數無辜的動物也遭受被捕殺的命運，如一旦發現一例禽流感患禽，即使沒有患病的也被撲殺。此外，治療開支、農作物、水產的減產所造成的經濟損失也是無法估量的。

「居民」種類銳減

與地球以往五次物種滅絕事件不一樣的是，今天物種面臨的危機是人類造成並可以避免的悲劇。

病因

(1) 生態系統遭到破壞

人類對自然環境的破壞無處不在，因嚴重污染生態系統不再適應有些物種的生存，於是就走向滅絕。

(2) 濫捕濫殺

人類不可持續性的捕撈，使一些物種數量少得無法再繼續繁衍下去，走向滅亡。

(3) 盲目引進外來物種

將一個物種引入另一個地區後，由於食物存在競爭、引入物種傳染疾病等因素，導致本地物種處於劣勢或大面積死亡，久而久之，導致整個物種的消亡。

危害

一個物種的消失，由於生物鏈的作用，往往導致若干個物種先後消失。其後果是，生物多樣性受到破壞，人類、生物及其生存環境的平衡被嚴重打破，如果照此速度發展下去的話，人類遭受與恐龍一樣的厄運恐怕為時不遠了。

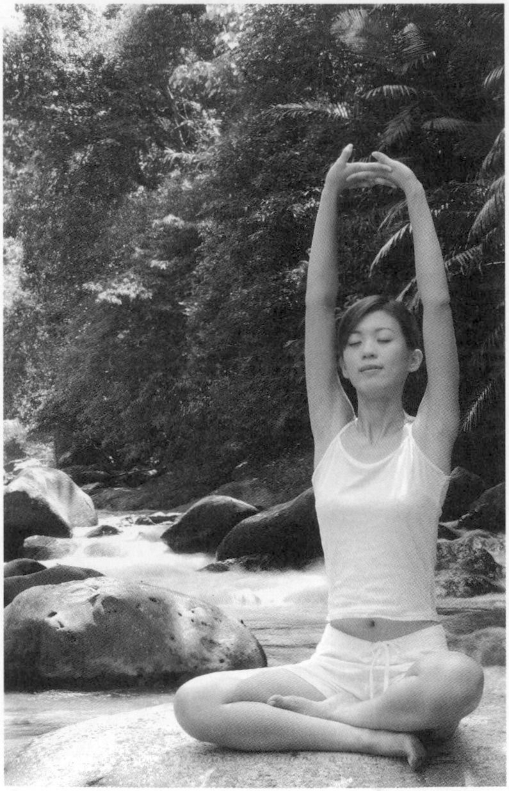

污染的水質是不治之症的源頭

雖然地球上的水是可再生和不斷循環的，且具有一定的自淨能力，但是由於人類對大氣、自然環境的污染日趨嚴重，許多水從源頭上就已經被污染了。

結果，因飲水不潔造成的健康問題日益嚴重，這一全球性的水資源危機給人類帶來了極大的危害。

水污染及其分類

水汙染的日益嚴重已經影響了人們的生活，究竟水汙染有那些現象及其分類呢？

水污染現象

水污染現像是化學、物理、生物或放射性物質介入水體後，造成水質惡化，從而影響水的有效利用，危害人體健康或破壞生態環境的現象。

水污染的分類

(1) 按污染主體分類

水的污染可分為兩類：一類是自然污染，如植被在水體中腐爛後，腐殖質對水體的污染；水生生物死亡後，屍體腐爛後對水體的污染。另一類是人為污染，如向水體中排放工業廢水、農業污水、生活用水等。當然，人為污染對水體危害較大，所造成的後果也最為嚴重。

(2) 按污染物分類

污染水體的物質種類很多，通常分為致病微生物、植物營養素、無機污染物、重金屬離子和耗氧污染物等五大類。

◆致病微生物

致病微生物污染又稱為生物污染，主要來自製革業、生物製品業、生活污水和飼養場，包括各種病菌、病毒和寄生蟲等，常能引起各種傳染病。

◆植物營養素

主要來自食品、化肥生產的廢水和生活污水，包括有硝酸鹽、亞硝酸鹽、銨鹽和磷酸鹽等。如果這些營養素在水體中含量很高，使水體富營養化，藻類就會大量繁殖，導致水質惡化。

◆無機污染物

主要來自電鍍、煉焦、化肥、塑膠、硝酸和硫酸等工廠排出的廢水，包括各種氫氰酸、氰化鉀、硝酸、硫酸等。水體中過量的無機酸會改變水體的ph值，消耗水中的溶解氧，使微生物不能生長，而危害淡水生物。

◆重金屬離子

主要來自農藥、醫藥及各類有色金屬礦山的廢水，包括汞、鉻、鎘、砷、鉛等各種重金屬離子。它們在水中比較穩定，是污染水體的劇毒物質。

◆耗氧污染物

主要來自食品工業、化纖工業、造紙工業排放的廢水，包括碳水化合物、油脂、蛋白質、纖維素、木質素等。當水中微生物分解這些物質時，要消耗水中的溶解氧，產生硫化氫、氨等氣體，而使水體中缺氧，水質惡化。

水污染引起的疾病

水污染的危害是多方面的，既有生活在水體內的生物，也有直接飲用受污染的水的人、動物和植物。此外，對工農業生產也會造成影響，使人們有麻煩。

急、慢性中毒

引起急、慢性中毒的污染物主要是重金屬和無機物，包括甲基汞中毒（水俁病）、砷中毒、鎘中毒（痛痛病）、氰化物中毒等，這些污染物也是水體中危害人體健康比重較大的部分。一些重金屬和無機物引起的中毒症狀具體表現如下：

(1) 汞

引起人體中毒的汞既包括無機汞也包括有機汞，汞中毒的表現為：口齒不清、視、聽覺受損、神經錯亂、瘋狂、痙攣、抽搐、驚厥、全身弓彎、孕婦中毒而致嬰兒癡呆。

(1) 鉛

神經錯亂、貧血、兒童智力下降。

(3) 鎘

身體縮短、骨骼嚴重畸形、全身疼痛、腎病、骨骼病變、死亡。

(4) 砷

新陳代謝失調、皮膚角質化、嚴重殘廢、死亡。

致癌

大量飲用含有砷、鎳、鈹、鉻、苯胺、多環芳烴、鹵化烴的水，或食用被這些物質污染過的食物可誘發癌症。

引起傳染病

許多細菌、病毒和寄生蟲都可以水為媒介，引起細菌性、病毒性和寄生蟲性疾病，各類疾病具體包括：

(1) 細菌性疾病

霍亂、傷寒、副傷寒、腸胃炎、痢疾。

(2) 病毒性疾病

傳染性肝炎、腺病、脊髓灰質炎、病毒性肝炎、腸病毒。

(3) 寄生蟲性疾病

血吸蟲病、蛔蟲病、條蟲病、瘧疾、鉤端螺旋體病（Leptospirosis）、阿米巴痢疾。

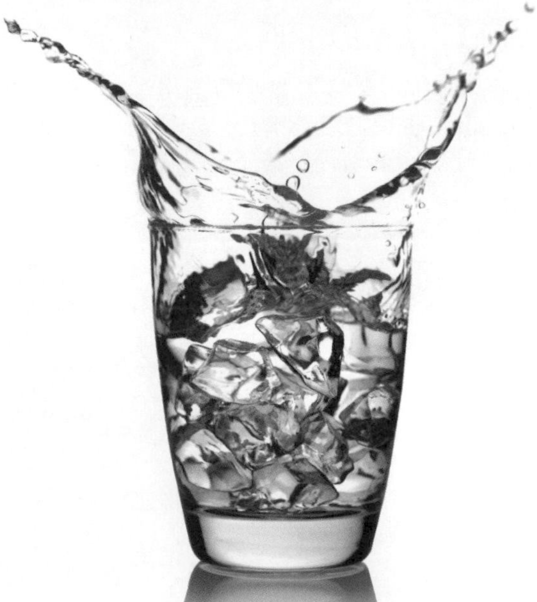

還給大地一片純淨

地球上的水，以大地為依託，以蒸發、冷凝、降水等方式，永不停息地運動著。水透過運動實現自我淨化，即透過大地的土壤、植被、微生物等得以淨化，因此大地是水的「淨化器」。然而，大地也是一台脆弱的「淨水器」，任一個零部件受損，都會妨礙正常功能的發揮，甚至會使其陷入全面的癱瘓狀態，從而使地球上的所有物種有滅頂之災。

如果我們想要擁有蔚藍色的天空、生機勃勃的大地、清澈的河流、永不乾涸的純淨水源，我們就要保護地球的自然環境和水生態系統，讓本已不堪重負的地球休養生息，恢復其原來的狀態。

為瞭解大地在保持水質、淨化水方面的重要作用，讓我們先來看看水是如何得以淨化的。

水的自然淨化

水自然的淨化靠著水循環不斷淨化，得以生生不息。

水的循環與淨化

(1) 水的蒸發與淨化

大地上的水由於地熱、太陽光的輻射、風力的作用，其分子從海洋、河流、湖泊、潮濕土壤等處蒸發到大氣中去，此外，地表植被透過莖葉的蒸發將水分子擴散到大氣中。在蒸發和蒸騰過程中，水以分子的形式在大氣中聚積，將水中的一切雜質統統拋在了一邊。

(2) 降水

水分子進入大氣後，以水汽狀態隨氣流，在大地上空飄洋過海做長距離的旅行，一旦與自己有溫差的氣流交匯後，凝結成水，以雨、雪、雹的形式降落到地面，為大地帶來乾淨的淡水，滋養千千萬萬的生命。

(3) 水的再次蒸發與淨化

降水到達地面後，一部分補給植被的水分消耗；一部分滲入地下，形成地下水；一部分透過地表彙集入江河湖海。大地上的水再次以相同的方式蒸發↓降水↓蒸發，不斷往復，永不停息。

水的植被利用與淨化

水被地球植被利用過程中也得到了淨化，這是地球水自然淨化的主要途徑之一。地球植被包括陸地森林、花草、濕地水草、地衣、苔蘚、真菌類以及水生植物如淡水和海水的水生植物等。

地球植被對水的淨化過程是，植被先將水與污染物（這些污染物對植物有利）吸收並利用，然後再將水透過葉莖以分子的形式蒸發至空氣中，水由此得到了淨化。

水的流動、土壤滲透與淨化

水是如何透過流動和土壤滲透來實現淨化的呢？水排入江河、其他水域，或入土壤後，經過稀釋、擴散、沉澱、氧化的作用，水中攜帶的污染物大量減少，從而實現淨化。

微生物利用與淨化

陸地和水中生活著大量的微生物，如藻類、浮游生物、真菌、細菌等，有些污染物甚至是對人類有毒的物質是有些微生物的食物。這些污染物透過微生物的吸收和利用後，水質便得到了淨化。

保護地球的植被與植樹造林

(1) 保護地球的植被

地球植被的重要作用不僅僅是淨化水，還包括調節氣候、防沙固沙、淨化空氣、保持生物的多樣性等。因此，我們應合理利用木材資源，避免濫砍濫伐，人為的毀林毀草。

(2) 植樹造林

植樹造林是人類破壞地球自然環境後的補救措施，對於緩解生態壓力、減少溫室氣體和防沙固沙方面都是必不可少的。此外，植樹造林時，樹種和種植地區的優化配置，有利於植被發揮出最大的效益。

保護地球的濕地

地球的濕地包括海域、河口、河流、湖泊、水庫、稻田等，被譽為「地球之腎」和「生物多樣性的典範」。其作用包括提供給人們直接利用的水源；有效控制洪水和防止土壤沙化，滯留營養物質、沉積物、有毒物，改善環境污染；以有機質的形式儲存碳元素，減少溫室效應；保護海岸不受風浪侵蝕等等。濕地是地球水環境淨化的重要環節，也是多種動植物的聚居地。

然而，在過去的五十年中，人類的活動已經造成全球一半的濕地消失，因此濕地保護迫在眉睫。

垃圾的處理與掩埋、利用

人們在生產、生活過程中產生的垃圾對環境尤其是水生態環境的影響也是不容忽視的。或許有人認為，只要將垃圾填埋就不會對水生態環境產生不利的影響。事實上，酸性、鹼性，有毒的工業或生活垃圾填埋後，會產生大量的含汞、鉛、鎘等廢水滲透到地表水或地下水，污染地下水。

正確的作法是，先將垃圾收集，再進行分類作無害化處理，將處理後的垃圾進行掩埋，或作為肥料再利用。

染水的處理與排放

污水包括生活污水、農業污水和工業污水等幾大類。污水對水環境的影響是最直接的，造成的危害也是最大的。所幸，亂排污水已經被列為一種犯罪行為，將受到很嚴厲的懲罰。

為了避免污水對水環境的影響，排放之前需對污水進行無害化處理，達到可以排放的中水標準。

有害（毒）氣體的處理與排放

有害工業氣體包括一氧化碳、二氧化碳、二氧化硫、一氧化氮、二氧化氮、甲烷、環氧乙烷、氯氟烴、氯化氫、硫化氫、氯氣、氨氣等，如果不加任何處理地直接排放，除了可對人類和生物造成傷害外，還會直接或間接地影響正常的水循環系統，污染水生態，破壞大氣層。

為了地球的環境和水環境的純淨，無害化處理是必須的。

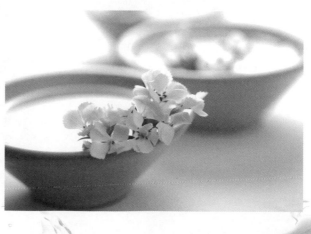

為人類創造長久之福

世界面臨的水資源問題

地球上的淡水只占總水源的百分之三左右，而直接可利用的淡水僅占百分之零點五，水是人類寶貴的資源。然而，目前從全球範圍來看，水資源的污染問題十分突出。全世界約有十分之一的河流被不同程度地污染，有二十九億人喝不到潔淨的水，每年經水傳染的疾病使一千五百萬人喪生，其中大部分是兒童。

台灣的水資源現狀也不容樂觀。台灣雖然四面環水，地處熱帶和亞熱帶，雨水充沛，河流眾多，但是由於河川短，水流湍急，大的天然湖泊少，天然蓄水能力很差，加之人口多，雨水資源的利用率占世界的百分之十四到十七，淡水資源僅是世界平均值的百分之二十左右，台灣仍是一個嚴重缺水的地區。

目前台灣所面臨的水資源問題主要有：水的需求量日益增加、水資源污染嚴重、新水資源的開發困難、過度開發地下水等。

由此看出，為了全人類，為了我們的子孫後代，保護水資源是現代人類刻不容緩的任務和義不容辭的責任。

水資源在人類社會的可持續發展中的重要性

要實現人類社會的可持續發展，人類就不能破壞水資源和水環境的承載能力，使水資源—經濟—社會和諧共存、協調發展。

可見水資源在人類社會的可持續發展環節中居於首要位置，它是工農業生產的重要保障。如果片面依靠對水資源的掠奪性開採和破壞水環境發展經濟，長此以往，人類將在可預見的將來給自身的發展帶來毀滅性的災難。

如何才能讓水資源永遠造福於人類？

隨著人口的急驟增長和經濟社會的快速發展，人類對水的無限需求和水資源的匱乏始終是一對難以解決的矛盾。怎樣才能最大限度減輕這一矛盾對人類的生產、生活，乃至整個人類社會的可持續發展造成的影響呢？答案只能從我們人類的實際行動中來尋找，這些答案是：

保護水資源

(1) 開展水資源憂患教育

長期以來，人們普遍認為水「取之不盡，用之不竭」，節水意識非常淡薄，隨意揮霍浪費的現象十分嚴重。相關部門應經常開展水資源憂患教育，讓保護水資源的意識深入人心，讓節水成為一種習慣。

(2) 水資源污染的防治

水資源污染防治是水資源保護眾多環節中核心的一點。如果人類做到對水資源污染的防治，人類就不會無休止地去尋找新的、未被污染的水源，對水生態環境的壓力自然就會減少，全球的缺水狀態就能得到很大的緩解。

(3) 合理開發利用水資源

合理開發利用水資源的基本原則是：最大限度地維持好水生態的完整性、天然性，保護好地表和地下水的清潔水源；最大限度地利用降水和再生水源（如處理過的中水）。生產和生活用水的開發必須遵守有關規定，做到全面規劃，統籌兼顧。

(4) 提高水資源利用效率

提高水資源利用效率的關鍵是：在水運輸和消費環節，減少不必要的損耗和浪費。首先，水管理部門應嚴格預防和檢查輸水管漏水情況，發現問題及時解決。其次，在水資源的消費環節，應遵循市場規律和價值規律原則，其價值透過價格來進行體現。第三，城市用水實行定額管理辦法，實行「階梯式」水價，超出定額，適當加價，從而養成節水的習慣。

建設節水型社會

節水型社會性的建設是一個系統工程，需要社會各個部門、每個人的共同參與。節水型社會是什麼樣子的呢？在總水量不變的情況下，既要保持水環境不受人為破壞，又要充分保證工農業生產用水、居民生活用水，其核心是保護水資源。總之，節水型社會的根本特徵是以水資源高效利用的方式進行生產、以節約的方式進行消費的社會。

(1) 節水型城市

在建設節水型社會中，由於城市的人口眾多，工業集中，水的消耗量極大，因此處於關鍵的環節。建設節水型社會對城市的要求是：

透過對用水和節水的科學預測和規劃，調整用水結構，加強用水管理，合理配置、開發、利用水資源，形成科學的用水體系，使其社會、經濟活動所需的用水量控制在本地區自然界所能提供的或當代科學技術水準能達到或可得到的水資源量的範圍內，並使水資源得到有效地保護。

(2) 節水型工農業

全球工業的年用水量占人類年總用水量的百分之二十，而農業更是消耗了我們百分之七十左右的淡水資源，在台灣，這一比例更是高達百分之八十二・九。如生產一噸糧食就要消耗一千噸淡水！工農業是用水大戶，在建設節水型社會中擔負著重要的責任。建設節水型社會對工農業的要求是：工農業部門每年都要制定節水計畫和節水措施，如購買節水型生產和灌溉設備、循環利用水等。

例如，如果採用節水灌溉模式，在台灣農業一年一百五十億元水費中，每年可節省開支十五億元；在工業用水方面，如果工廠投資購買節水和水回收設備，一年可節省百分之十到三十的水資源支出，三至五年便可收回設備成本。

節水，從我做起

我們每天飲食、洗臉、刷牙、洗手、洗腳、洗浴等方面消耗的水約一百公升水，而一個滴水的水龍頭一天則要浪費四十三公升水，一個漏水的馬桶一天浪費的水更是達到九百六十公升水！

自來水公司一再的呼籲消費者改變用水習慣，為了節水，可購買節水器材或配件。可見，從個人的角度講，節水的潛力也是巨大的。具體來講，要建設節水型社會，我們每個人該如何去做呢？

(1) 管好水龍頭

用水時，隨開隨關；出門前、臨睡前仔細檢查水龍頭是否關好，有無遺漏現象；及時更換用舊的水龍頭，發現隱患，及時處理；利用節水水龍頭，例如，有的節水水龍頭售價僅為新台幣一百元，卻可省下一大筆水費。

(2) 從生活細節中節水

如改掉洗手、洗臉、刷牙時讓水龍頭空流的習慣；在洗馬鈴薯、胡蘿蔔等蔬菜時，先洗後削皮；用抽水馬桶沖掉菸頭和碎細廢物。

(3) 水的再利用

生活中很多水是可以再利用的。比如，洗米水可澆花、洗臉水可洗腳、洗衣物的水可以拖地、沖廁所等。堅持好水的再利用，可節省百分之七十的水。

(4) 勇於「管閒事」

在公司、家庭，甚至隨時隨地，只要發現有浪費水資源的情況，應及時改善；看見大街上水管漏水、長流水應及時向有關部門報告；對故意破壞水源和水設施的情況，應勇敢勸阻並及時向有關部門舉報。

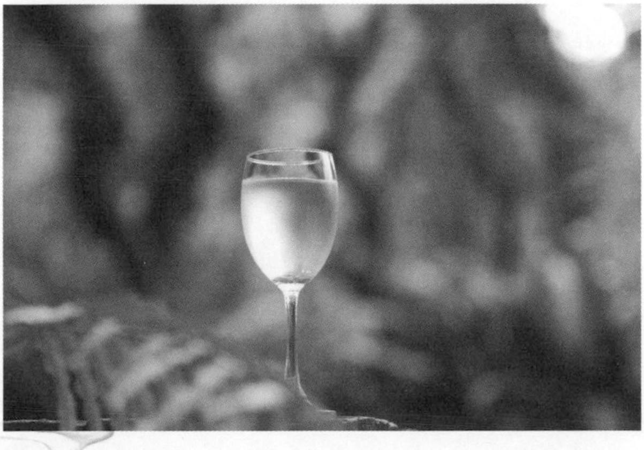

國家圖書館出版品預行編目資料

水的分子的體內革命 / 馬篤．養沛文化編輯部著.
-- 初版.-- 新北市 : 養沛文化館,
2011.03
面； 公分. -- (養身健康觀 ; 27)
ISBN 978-986-6247-19-4(平裝)
1.水 2.健康法

411.41 100002638

養身健康觀 27

水分子的體內革命

作　　者／馬　篤・養沛文化編輯部
發 行 人／詹慶和
總 編 輯／蔡麗玲
執行編輯／林昱彤
編　　輯／方嘉鈴・蔡竺玲・吳怡萱・陳瑾欣
美術設計／陳麗娜
出版者／養沛文化館
發行者／雅書堂文化事業有限公司
郵政劃撥帳號／18225950
戶名／雅書堂文化事業有限公司
地址／新北市板橋區板新路206號3樓
電子信箱／elegant.books@msa.hinet.net
電話／(02)8952-4078
傳真／(02)8952-4084

2011年3月初版一刷　定價220元

總經銷／朝日文化事業有限公司
進退貨地址／新北市中和區橋安街15巷1號7樓
電話／（02）2249-7714　傳真／（02）2249-8715
星馬地區總代理：諾文文化事業私人有限公司
新加坡／Novum Organum Publishing House (Pte) Ltd.
20 Old Toh Tuck Road, Singapore 597655.
TEL： 65-6462-6141　FAX：65-6469-4043
馬來西亞／Novum Organum Publishing House (M) Sdn. Bhd.
No. 8, Jalan 7/118B, Desa Tun Razak, 56000 Kuala Lumpur, Malaysia
TEL：603-9179-6333　FAX：603-9179-6060